Distimia

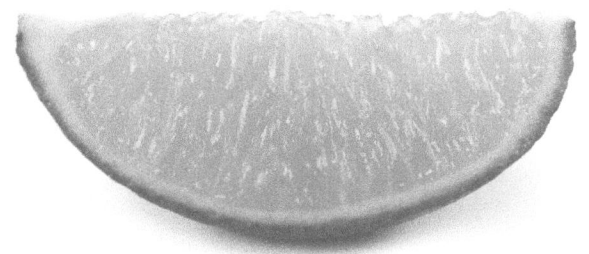

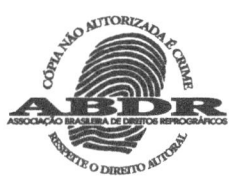

D614   Distimia: do mau humor ao mal do humor : diagnóstico e tratamento / Ricardo Alberto Moreno ... [et al.]. – 3. ed. – Porto Alegre : Artmed, 2010.
118 p. ; 23 cm.

ISBN 978-85-363-2165-3

1. Psiquiatria – Transtornos de humor – Distimia. I. Moreno, Ricardo Alberto.

CDU 616.89

Catalogação na publicação: Renata de Souza Borges CRB-10/Prov-021/08

do mau humor ao mal do humor

Distimia

diagnóstico e tratamento

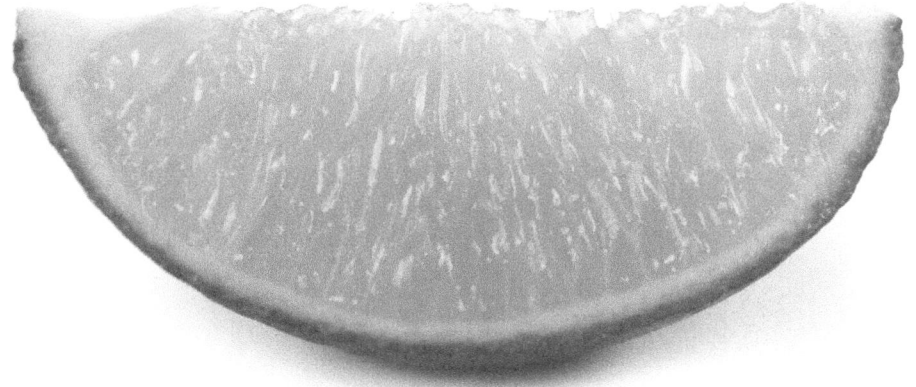

3ª edição

Ricardo Alberto Moreno
Táki Athanássios Cordás
Antonio Egidio Nardi

e colaboradores

Reimpressão

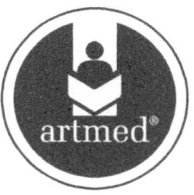

2010

© Artmed Editora S.A., 2010

Capa
Tatiana Sperhacke

Preparação do original
Aline Candiota

Leitura final
Antonio Augusto da Roza

Editora Sênior – Biociências
Cláudia Bittencourt

Projeto e editoração
Armazém Digital® Editoração Eletrônica – Roberto Carlos Moreira Vieira

Reservados todos os direitos de publicação, em língua portuguesa, à
ARTMED® EDITORA S.A.
Av. Jerônimo de Ornelas, 670 - Santana
90040-340 Porto Alegre RS
Fone (51) 3027-7000 Fax (51) 3027-7070

É proibida a duplicação ou reprodução deste volume, no todo ou em parte, sob quaisquer formas ou por quaisquer meios (eletrônico, mecânico, gravação, fotocópia, distribuição na Web e outros), sem permissão expressa da Editora.

SÃO PAULO
Av. Embaixador Macedo Soares, 10.735 - Pavilhão 5 - Cond. Espace Center
Vila Anastácio 05095-035 São Paulo SP
Fone (11) 3665-1100 Fax (11) 3667-1333

SAC 0800 703-3444

IMPRESSO NO BRASIL
PRINTED IN BRAZIL
Impresso sob demanda na Meta Brasil a pedido de Grupo A Educação.

Autores

Ricardo Alberto Moreno: Médico Psiquiatra. Professor do Departamento e Instituto de Psiquiatria do Hospital das Clínicas da Faculdade de Medicina da Universidade de São Paulo (IPq-HC-FMUSP). Coordenador do Programa de Transtornos Afetivos (GRUDA) do IPq-HC-FMUSP.

Táki Athanássios Cordás: Professor Colaborador do Departamento de Psiquiatria da Universidade de São Paulo (USP). Coordenador da Assistência Clínica do Instituto de Psiquiatria do Hospital das Clínicas da Faculdade de Medicina da Universidade de São Paulo (IPq-HC-FMUSP). Coordenador do Programa de Transtornos Alimentares (AMBULIM) do IPq-HC-FMUSP. Membro Fundador da Associação Brasileira de Neurociência Clínica.

Antonio Egidio Nardi: Livre-docente e Professor Associado da Faculdade de Medicina – Instituto de Psiquiatria – Universidade Federal do Rio de Janeiro (UFRJ). Coordenador do Laboratório de Pânico e Respiração – UFRJ. Coordenador do Centro UFRJ do Instituto Nacional de Ciência e Tecnologia Translacional e Medicina – INCT Translational Medicine (CNPq).

Aline Sardinha: Psicóloga Clínica. Terapeuta Cognitivo-comportamental. Mestre em Saúde Mental (IPUB/UFRJ). Doutoranda do Laboratório de Pânico e Respiração do Instituto de Psiquiatria da UFRJ (IPUB). Filiada ao Instituto Nacional de Ciência e Tecnologia – INCT Translational Medicine (CNPq).

Doris Hupfeld Moreno: Médica Psiquiatra. Mestre e Doutora pelo Departamento de Psiquiatria da Faculdade de Medicina da Universidade de São Paulo (FMUSP). Médica Assistente do Instituto de Psiquiatria do Hospital das Clínicas da Faculdade de Medicina da Universidade de São Paulo (IPq-HC-FMUSP). Médica Pesquisadora do Grupo de Doenças Afetivas do IPq-HC-FMUSP.

Eduardo Wagner Aratangy: Médico e Psiquiatra pela Universidade de São Paulo (USP). Supervisor do Programa de Transtornos Alimentares (AMBULIM) do Instituto de Psiquiatria do Hospital das Clínicas da Faculdade de Medicina da Universidade de São Paulo (IPq-HC-FMUSP). Administrador do Serviço de Eletroconvulsoterapia do IPq-HC-FMUSP. Coordenador do Programa de Saúde Mental para Refugiados em São Paulo.

Ligia Montenegro Ito: Psicóloga Clínica. Doutora em Psicologia pela Universidade de Londres.

Luis Felipe de Oliveira Costa: Médico Psiquiatra e Psicoterapeuta Psicodramatista. Pesquisador do Programa de Estudos de Doenças Afetivas (PROGRUDA) do Instituto de Psiquiatria do Hospital das Clínicas da Faculdade de Medicina da Universidade de São Paulo (IPq-HC-FMUSP) e do Instituto Israelita de Ensino e Pesquisa Albert Einstein (IIEPAE). Médico Psiquiatra Assistente do Hospital Municipal Dr. Moysés Deutsch – São Paulo.

Márcio Gerhardt Soeiro de Souza: Médico Psiquiatra. Pesquisador do Programa de Transtornos Afetivos (PROGRUDA) do Departamento e Instituto de Psiquiatria do Hospital das Clínicas da Faculdade de Medicina da Universidade de São Paulo (IPq-HC-FMUSP).

Marina D. Mochcovitch: Médica Residente do Instituto de Psiquiatria da UFRJ (IPUB). Pesquisadora do Laboratório de Pânico e Respiração – UFRJ. Filiada ao Instituto Nacional de Ciência e Tecnologia Translacional e Medicina – INCT Translational Medicine (CNPq).

Mireia C. Roso: Psicóloga. Mestre em Psicologia pela Universidade de São Paulo (USP). Pesquisadora do Departamento de Psiquiatria da Faculdade de Medicina da USP.

Rodolfo Nunes Campos: Médico Psiquiatra. Pesquisador do Programa de Transtornos Afetivos (GRUDA) do Departamento e Instituto de Psiquiatria do Hospital das Clínicas da Faculdade de Medicina da Universidade de São Paulo (IPq-HC-FMUSP) Instituto de Psiquiatria do Hospital das Clínicas da Faculdade de Medicina da Universidade de São Paulo (IPq-HC-FMUSP).

Agradecimentos

Agradecemos ao Instituto e Departamento de Psiquiatria da Faculdade de Medicina da Universidade de São Paulo, aos Programas de Transtornos Afetivos (GRUDA) e de Transtornos Alimentares (AMBULIM) do Instituto de Psiquiatria do HC-FMUSP, ao Instituto de Psiquiatria da Universidade Federal do Rio de Janeiro (IPUB), à Associação Brasileira de Neurociências (ABNC) e ao Instituto Nacional de Ciência e Tecnologia Translacional em Medicina – INCT Translational Medicine (CNPq).

Apresentação

É com muito prazer que apresentamos a terceira edição do livro *Distimia: do mau humor ao mal do humor*, obra organizada em conjunto com os professores Antonio Egidio Nardi e Táki Athanássios Cordás.

A distimia é um tipo de depressão considerado leve e crônico, pelo fato de persistir durante pelo menos dois anos. Apesar de seus sintomas serem de intensidade leve, ela se inicia precocemente e compromete de forma significativa a vida do indivíduo. O conceito de transtorno distímico do *Manual diagnóstico e estatístico de transtornos mentais* (DSM) refere-se a um transtorno subafetivo de intensidade leve com duração de pelo menos dois anos, de início insidioso, em geral na infância ou na adolescência, e curso persistente ou intermitente. No entanto, estudos epidemiológicos também evidenciaram um subtipo menos frequente na população geral, cujo início ocorre na meia-idade ou em idade avançada. Em geral, na história familiar dos indivíduos acometidos pela distimia, predominam depressões e transtorno bipolar.

Vários estudos populacionais estimaram prevalências de depressão maior entre 4,9 e 17,7%, ao passo que a distimia foi menos prevalente, com taxas que variaram de 2,9 a 6,3%. As diferenças nas estimativas dependeram dos critérios diagnósticos e das entrevistas utilizadas, e foram mais homogêneas conforme a adoção de metodologia comparável, adequada e com grandes amostras da população geral. Entre os estudos mais recentes, o National Comorbidity Survey Replication (NCS-R), nos Estados Unidos, utilizou critérios do DSM-IV-TR e estimou uma prevalência de 4,4%, semelhante aos 4,3% determinados no estudo epidemiológico de uma área de captação realizado na cidade de São Paulo utilizando critérios da CID-10.

O transtorno distímico pode anteceder a depressão unipolar ou bipolar. Em 1982, foi cunhado o termo "depressão dupla" para designar o episódio de depressão maior superposto à distimia prévia e se evidenciou um pior prognóstico da associação de ambas, como maior demora para a recuperação e duração mais prolongada. Outros dados apontaram prevalência de 1,4% de "depressão dupla" ao longo da vida, de 3,5% de depressão maior e de 1,8% de distimia. Portanto, 42% dos distímicos também apresentavam depressão maior, e 28% dos pacientes com depressão maior referiam história de distimia.

A distimia é uma doença com consequências graves para o paciente, seus familiares e a sociedade, mas ainda pouco diagnosticada e muitas vezes inadequadamente tratada, a despeito de sua prevalência significativamente elevada. Pelo fato de anteceder episódios depressivos maiores, que se associam com elevada frequência nos pacientes, fornece uma excelente oportunidade de intervenção preventiva em psiquiatria. Hoje se sabe que a distimia não se distingue da depressão maior pela sintomatologia, mas pela cronicidade. Por ser crônica e de leve intensidade, cursa com prejuízos nas esferas afetiva, social e profissional. Deve, no entanto, ser diferenciada de características de personalidade e de transtornos do espectro bipolar, sendo identificada como problema médico-psiquiátrico, passível de tratamento.

Uma das áreas mais comprometidas pelos sintomas da distimia é o relacionamento interpessoal, especialmente o amoroso. Não há dúvidas de que esse transtorno implica maior número de separações, e pessoas distímicas casadas demonstraram resultados piores no ajustamento interpessoal e na qualidade de vida do que pessoas hipertensas ou diabéticas sem depressão. A gravidade da depressão e a duração da doença foram determinantes no impacto social negativo, tanto na depressão recorrente como na distimia.

A história deste livro remonta à criação de programas educacionais mundiais que pudessem atualizar e treinar profissionais que trabalhassem com problemas de saúde mental e com temas que fossem mais prevalentes em termos de saúde pública. Assim, o Programa Educacional sobre Distimia da Associação Mundial de Psiquiatria foi implementado no Brasil pelos doutores Ricardo Alberto Moreno, Antonio Egidio Nardi, Táki Athanássios Cordás e Saulo Castel sob a supervisão do então presidente da Associação Mundial de Psiquiatria, professor doutor Jorge Alberto Costa e Silva, em 1998.

Nesta terceira edição, os organizadores tiveram o cuidado de selecionar e convidar autores de renomada experiência na área dos transtornos do humor de dois grandes centros de pesquisa do País, o Instituto e Departamento de Psiquiatria da Faculdade de Medicina da Universidade de São Paulo e o Instituto de Psiquiatria da Universidade Federal do Rio de Janeiro (IPUB). Os capítulos foram revisados e atualizados e um capítulo sobre emoções, afetividade e humor foi adicionado para possibilitar um melhor entendimento das bases da doença.

Ricardo Alberto Moreno
Instituto e Departamento de Psiquiatria, HC-FMUSP

Prefácio à 3ª edição

Dos males, o menor. Esse é exatamente o problema quando se trata da distimia. Enquanto transtornos graves do humor são prontamente diagnosticados, a distimia, por seu caráter menos dramático e "menor", com frequência leva décadas para ser diagnosticada, ficando os pacientes, portanto, sem tratamento adequado. A consequência disso é que seu dano torna-se ainda maior, uma vez que a condição tem curso livre e desimpedido, corroendo a qualidade de vida, a carreira e os relacionamentos sociais e afetivos de sua vítima.

O significado do quadro torna-se ainda mais importante ao considerar-se que, em metade dos casos, há um *continuum* entre a distimia e a depressão maior, sendo a primeira uma plataforma sobre a qual se instala, com maior facilidade, a segunda. Assim, o diagnóstico precoce da distimia oferece para a psiquiatria a oportunidade rara de iniciar um tratamento preventivo de quadros depressivos mais graves.

Considerando o exposto, esta edição revisada do livro editado pelos amigos Ricardo Alberto Moreno, Antonio Egidio Nardi e Táki Athanássios Cordás não poderia ser mais oportuna. A informação nele contida, preparada pela elite dos especialistas na área, seguramente permitirá ao leitor o reconhecimento de uma condição que, apesar de causar tamanho transtorno e sofrimento, pode ser tratada com sucesso. Dos males, o menor.

Wagner F. Gattaz
Professor de Psiquiatria
Presidente do Conselho Diretor do Instituto de Psiquiatria do HC-FMUSP

Prefácio da 2ª edição

É difícil escrever um prefácio para um livro que já é um sucesso de leitura, tendo já esgotada sua primeira edição.

Entre o "mau humor" e a "depressão" instala-se o terreno fértil onde crescem diversas "ervas daninhas" como a personalidade depressiva, o transtorno misto de ansiedade e depressão e, para terminar, embora não menos grave, a temida distimia. Estas ervas daninhas são de complicado diagnóstico, tratamento complexo e prognóstico duvidoso.

São estas dificuldades que são tratadas, com "bom humor" neste livro.

Todos os psiquiatras que "dialogam" com os transtornos do humor conhecem essas dificuldades, extremamente subdiagnosticadas em nosso meio. Geralmente, o paciente procura um não especialista que, na maioria das vezes, "vê a ponta do iceberg" e medica o paciente com ansiolíticos benzodiazepínicos que promovem alívio imediato para os sintomas de "ansiedade", não identificando o transtorno de base e, involuntariamente, concorrendo para a cronificação da distimia ou de outras formas de padecimento como a depressão-dupla ou, ainda, provocando uma melhora "subclínica" dos quadros mistos.

Os transtornos do humor são a quarta causa mais frequente de incapacitação de acordo com estudos da Organização Mundial de Saúde (OMS) e os custos diretos, tangíveis de sua ocorrência, nos EUA, em 1990 somaram US$ 18 milhões. Se somarmos os custos intangíveis, como diminuição de qualidade de vida, diminuição de expectativa de sobrevida, absenteísmo laborativo e o inevitável envolvimento familiar, a estimativa sobe para US$ 43 milhões para o mesmo ano de 1990.

Desta maneira, este livro que se destina a uma audiência ampla, indo dos especialistas, passando por outras especialidades clínicas, profissionais de saúde mental e atingindo o público leigo é mais que oportuno. Fornecendo informações técnicas precisas em linguagem simples e plenamente inteligível é de leitura fácil e agradável.

Andar no fio da navalha é bem mais fácil que escrever um livro de "divulgação médico-científica"; é imprescindível manter-se um tom instigante ao se transmitir informações que podem causar confusão na cabeça do leitor menos avisado ou de despertar o hipocondríaco que dorme em todos nós...

Faltavam, em nosso meio, informações confiáveis sobre "a síndrome do mau humor" que inferniza a vida dos padecentes, maltrata os familiares e os circunstantes e torna a vida de todos os envolvidos numa sucessão de eventos e quiproquós sempre desagradáveis.

Estão de parabéns os autores pela segunda edição de uma obra de elevada utilidade médica e necessária informação pública a respeito de uma condição mórbida que já é um problema de "saúde pública".

João Romildo Bueno
Professor Titular do Instituto de Psiquiatria
da Universidade Federal do Rio de Janeiro

Prefácio da 1ª edição

Quando fui eleito presidente da Associação Mundial de Psiquiatria em 1989, assumi como uma de minhas funções, à frente dessa importante organização, a criação de programas educacionais que pudessem atualizar e treinar profissionais que trabalhassem com problemas de saúde mental e com temas que fossem mais prevalentes em termos de saúde pública. Entre um desses temas estava a distimia, e, na época, com *experts* e pioneiros nesse campo, criamos o Programa Educacional sobre Distimia da Associação Mundial de Psiquiatria. Mais tarde, esse programa foi implementado em várias partes do mundo, inclusive no Brasil, pelos Dr. Saulo Castel, Dr. Ricardo Moreno, Dr. Egidio Nardi e Dr. Táki Cordás; ao final de dois anos de experiências, resolvemos transformar esse programa num livro, de maneira que fosse mais um instrumento a ser utilizado nesse processo de informação sobre a importância dessa patologia.

Reconhece-se hoje que as perturbações do humor, incluindo a distimia, são situações médicas frequentes. Os dados recolhidos pelo Instituto Nacional de Saúde Mental nos Estados Unidos, assim como o importante estudo epidemiológico desenvolvido em 1985 neste país, indicaram que a taxa de prevalência da distimia ao longo da vida nas pessoas com mais de 18 anos é de 3,1%. Com uma taxa de prevalência dessa ordem, tanto nos Estados Unidos quanto na Europa, a distimia é uma das doenças mais frequentemente observadas na prática clínica. Calcula-se que a prevalência da distimia nos doentes ambulatoriais da prática psiquiátrica se situe entre 10 a 20%. Apesar do progressivo aumento de técnicas de diagnósticos mais precisas, as perturbações do humor, particularmente a distimia, ficam em geral sem ser bem identificadas. Isso se deve principalmente a duas razões: a primeira é que na clínica geral os doentes distímicos apresentam-se frequentemente com sintomas psicológicos e/ou somáticos que chamam a atenção do médico. Os clínicos gerais não estão satisfatoriamente treinados para detectar as perturbações do humor e aplicar técnicas sistemáticas de entrevista psicológica; a segunda razão é que, na prática psiquiátrica, os doentes distímicos apresentam-se geralmente com perturbações psiquiátricas agudas que encobrem a distimia. O fato de essas doenças associadas chamarem a atenção do psiquiatra, permanecendo oculta a distimia, faz com que não haja suspeitas, ficando, portanto, sem ser diagnosticada.

Em relação à sua etiopatogenia, estudos diversos e bem-controlados sugerem que o desenvolvimento da distimia depende tanto de fatores genéticos quanto ambientais. A imagem clínica geral resulta, portanto, de uma interação complexa entre fatores genéticos e numerosos fatores ambientais que se somam a longo prazo aos efeitos da doença sobre o desenvolvimento pessoal. Os fatores genéticos podem ter um papel importante no início precoce da distimia e podem ser responsáveis também, de modo abrangente, pela cronicidade da doença e pelos efeitos nefastos sobre o desenvolvimento pessoal. Porém, isso não significa que seja uma doença somente de origem genética, mas que a predisposição tem um papel muito importante. Outros fatores têm papel relevante na etiopatogenia, como a história familiar com perturbações do humor, o abuso de substâncias pelos pais, as perturbações da personalidade, os acontecimentos traumáticos e outros.

Neste livro, veremos que a distimia é uma enfermidade clínica bem-definida, identificada dessa maneira, em 1980, pelo DSM-III e hoje em dia pela CID-10 e pelo DSM-IV como uma perturbação do humor e não da personalidade. A distimia define-se como uma depressão crônica de baixa intensidade. Esses dois aspectos são importantes na pesquisa, no diagnóstico e no tratamento da doença. Devido ao caráter crônico, a distimia pode conduzir a prejuízos sociais graves, como mal-estar familiar, insucesso conjugal, inadaptação ao emprego e outras formas graves de disfunção social. Muitos especialistas consideram hoje a distimia como uma perturbação psiquiátrica grave, pelo menos tão prejudicial quanto a depressão maior.

A distimia tem um início insidioso, começando muitas vezes na infância ou adolescência, com curso prolongado, eventualmente durante toda a vida do doente. Na clínica geral, os pacientes distímicos apresentam-se com vagos sintomas psicológicos ou somáticos que mascaram a doença subjacente. Na prática psiquiátrica, os distímicos apresentam, em geral, outra perturbação psiquiátrica aguda, bem-definida, que, como já dissemos, pode esconder essa perturbação de humor subjacente.

As perturbações psiquiátricas nos adultos que mais frequentemente se associam à distimia são a depressão maior, o transtorno de ansiedade (como ataques de pânico), o abuso de drogas (como o alcoolismo) e traços de transtornos de personalidade. Nas crianças e adolescentes, ela é geralmente mascarada por problemas do comportamento.

Em suma, a distimia não tratada representa à sociedade custos elevados em termos de sofrimento individual, baixa produtividade, tempo perdido no trabalho, cuidados médicos mal-orientados, como excesso de consultas e exames na clínica geral para detecção de causas orgânicas dos sintomas, e na prática psiquiátrica há recaída após o "sucesso" do tratamento, orientado apenas para a perturbação psiquiátrica que está evidente. Em função disso, justifica-se que livros como este e outros programas educacionais sobre essa doença, que tanto prejuízo pode trazer ao indivíduo e à sociedade, continuem a aparecer.

Parabenizo os autores, Dr. Saulo Castel, Dr. Egidio Nardi, Dr. Ricardo Moreno e Dr. Táki Cordás, pelo trabalho que vêm desenvolvendo nesse campo no Brasil e por este livro que está muito bem elaborado e, tenho certeza, os leitores saberão reconhecer sua importância. Os autores deste livro são figuras bastante conhecidas no cenário médico psiquiátrico brasileiro e mesmo internacional.

Jorge Alberto Costa e Silva

Sumário

1 Distimia – origem e evolução do conceito 21
Táki Athanássios Cordás e Eduardo Wagner Aratangy

2 Emoções, afetividade e humor 33
Ricardo Alberto Moreno, Rodolfo Nunes Campos e Márcio Gerhardt Soeiro de Souza

3 Diagnóstico e quadro clínico 41
Doris Hupfeld Moreno e Ricardo Alberto Moreno

4 Desfechos físicos, psicológicos e sociais 59
Luis Felipe de Oliveira Costa e Mireia C. Roso

5 Sua relação com outros quadros psiquiátricos 65
Ricardo Alberto Moreno, Márcio Gerhardt Soeiro de Souza e Rodolfo Nunes Campos

6 Distimia e personalidade 73
Aline Sardinha e Antonio Egidio Nardi

7 Tratamento farmacológico da distimia 87
Marina D. Mochcovitch e Antonio Egidio Nardi

8 Abordagens psicossociais da distimia 103
Mireia C. Roso, Luis Felipe de Oliveira Costa e Ligia Montenegro Ito

1
Distimia – origem e evolução do conceito

Táki Athanássios Cordás
Eduardo Wagner Aratangy

De origem grega, o termo "distimia" etimologicamente significa "mal-humorado".[1] O radical grego *dys* (defeituoso, anormal) associa-se ao sufixo *thymia*, referindo-se ao timo, órgão linfático torácico, que se acreditava estar associado ao controle do humor. O distímico apresentaria um temperamento inclinado à melancolia, transliteração latina da palavra μελανχολια. Entre os gregos, a melancolia era considerada um problema mental, caracterizado por medo intenso e depressão. Nas palavras de Hipócrates: "se o medo e a tristeza duram muito tempo, tal estado é próprio da melancolia".[1,2]

A bile negra, μελαινχολη (*melaina khole*), um dos quatro humores fundamentais, seria o fator determinante para o surgimento da melancolia.[1,3] O temperamento influenciado pela bile negra e predisposto à melancolia recebeu especial atenção de vários filósofos gregos, sendo chamado de temperamento melancólico. Aristóteles acreditava que a bile negra, em doses adequadas, levaria à genialidade, enquanto em excesso levaria à doença. Em alguns personagens homéricos, como Bellerofonte, e em peças de Ésquilo encontramos o sofrimento melancólico em indivíduos de elevada capacidade artística, bem como tendências a solidão, reflexão existencial e autodestruição. A distimia melancólica, diferentemente da "loucura", causaria a tendência de sentir em excesso, destemperadamente. Já a loucura prejudicaria a possibilidade do sentir, levando ao solipsismo.[4]

Tirtamo de Lesbos, também conhecido como Teofrasto (372-287 a.C.), discípulo e sucessor de Aristóteles no Liceu, merece destaque na história do conceito. Em sua obra *Os caracteres*, Teofrasto realiza a primeira tentativa sistematizada de classificação dos tipos de personalidades humanas. Em seus escritos, ainda que muito tenha se perdido no tempo, encontramos 29 descrições tipológicas, dentre as quais: mesquinho, teimoso, tagarela, arrogante e eterno descontente, o protótipo do distímico, o qual, para Teofrasto, "queixa-se de Zeus, não porque chova, mas porque a chuva veio tarde demais". A atitude desse tipo de indivíduo é exemplificada com descrições de comportamentos típicos, como: "depois de ganhar por voto unânime um processo, ainda censura quem lhe escreveu o discurso por ter passado em claro muitos argumentos de peso".[1,5]

O filósofo Sêneca tentou substituir o termo *distimia* por crer que o latim não necessitava importar palavras de outras línguas, escrevendo um belíssimo tratado intitulado *Sobre a tranquilidade da alma* em 62 d.C. A despeito da descrição do tipo psicológico melancólico, Sêneca não conseguiu expressão latina que contemplasse a ideia de distimia.[6]

Também no século I, Areteus da Capadócia (primeiro a descrever o diabete, a enxaqueca e muitos sinais semiológicos da medicina) observou a melancolia agitada e a proximidade com as semimanias em alguns casos de melancolia. Areteus propunha a verbalização dos sintomas pelo paciente como método de liberação do medo e da tristeza, diferenciando, ainda, a melancolia de causa biológica da "reação depressiva", que seria psicologicamente determinada.[1]

> Areteus propunha a verbalização dos sintomas pelo paciente como método de liberação do medo e da tristeza, diferenciando, ainda, a melancolia de causa biológica da "reação depressiva", que seria psicologicamente determinada.[1]

Galeno, médico do imperador Marco Aurélio, preferia o termo *atra bílis* para designar a bile negra, que ele acreditava estar associada ao baço e às glândulas atrabiliares. Identificava, como Hipócrates, o medo e a falta de ânimo como sintomas cardinais da melancolia. Galeno influenciou profundamente a medicina dos mil anos seguintes, ajudando a perpetuar a teoria dos humores. Relacionava a personalidade com predominância atrabiliar (indivíduos magros, introspectivos e pessimistas) ao elemento terra e às qualidades frio e seco.[1,7]

No fim da Idade Antiga, houve a retomada do modelo místico-religioso em detrimento do modelo médico para explicar estados de espírito e doenças mentais. Há um relato do diácono de Constantinopla, Evágrio Pôntico, que, em 383 d.C., descreve os efeitos do "demônio do meio-dia":

> Ele força o monge a manter os olhos fixos na janela. Ele inspira a aversão ao lugar onde o monge se encontra, por seu próprio modo de vida e pelo trabalho. Também provoca a ideia de que a caridade desapareceu e que ninguém poderá consolar seu sofrimento.[4,6,8]

IDADE MÉDIA

Com o fim de Roma o conhecimento médico europeu ficou restrito a algumas ordens religiosas, aos médicos medievais e aos barbeiros-cirurgiões. A dominância do clero sobre as questões humanas levou aos chamados mil anos de trevas. Ainda que hoje os historiadores relativizem o obscurantismo da época, é inegável o retrocesso ocorrido nas concepções sobre a mente humana e a saúde mental.[8]

Nessa época, concepções religiosas passaram a dominar os modelos explicativos sobre a doença mental. O demônio da acédia, como ficou conhecido esse pecado, levava ao enfraquecimento da vontade e à desordem mental caracterizados por apatia, melancolia e descuido segundo escolásticos católicos.[4,8,9]

Para São Tomás de Aquino (1225-1274), tratava-se de "uma tristeza devastadora, que produz, no espírito do homem, perda de toda sua vontade. A acédia é um desgosto pela ação". O temperamento melancólico, assim como os demais quadros psiquiátricos, foi associado ao pecado, ao castigo e à maldade.[9] Para o distímico, provavelmente, restava apenas rezar.

> O temperamento melancólico, assim como os demais quadros psiquiátricos, foi associado ao pecado, ao castigo e à maldade.[9] Para o distímico, provavelmente, restava apenas rezar.

Alguns medievalistas aproximam o termo acédia dos conceitos medievais de *tristitia* (tristeza) e *desperatio* (desespero), o que qualificaria a acédia como melancolia.[6,7] Outros, no entanto, atribuíam a acédia aos demônios, considerando-a uma perda da capacidade de resistir aos pecados.

Ainda na Idade Média a melancolia passou a ser associada ao termo latino *malus*, ligado a doenças, miasmas e maldade.[4] A mentalidade dessa época recaiu sobre a cura espiritual, contribuindo para a diminuição da importância do conhecimento médico na Idade Média.

A inquisição e "seus prudentes médicos da alma", como eram denominados os inquisidores no manual de Bernardo Gui, tiveram dificuldades em diferenciar hereges de doentes mentais, merecendo ambos as mesmas punições.[7]

> A inquisição e "seus prudentes médicos da alma", como eram denominados os inquisidores no manual de Bernardo Gui, tiveram dificuldades em diferenciar hereges de doentes mentais, merecendo ambos as mesmas punições.[7]

Os árabes, entretanto, durante esse período, guardaram e aprimoraram o conhecimento médico. Surgiram importantes hospitais e escolas médicas no Cairo, em Bagdá e Damasco. Gondishapur, na Pérsia, que poderia ser considerado, na época, o maior centro médico do mundo, após a conquista árabe, passou a ser chamado de Universidade de Judi-i-Shapur, disponibilizando enfermarias psiquiátricas e psicoterapia aos pacientes. Pode-se dizer que o islã tratava seus doentes mentais com caridade e respeito não vistos na Europa.[7,8]

A reabilitação das almas perturbadas na Europa inicia-se somente no final da alta Idade Média.

RENASCIMENTO

O Renascimento retirou da melancolia seu fardo de pecado. Marsílio Ficino (1433-1499), filósofo e religioso florentino, retoma a visão defendida por Aristóteles, aproximadamente no ano 300 a.C.: "Por que razão todos os homens de exceção na filosofia, na política, na poesia ou nas artes são manifestamente melancólicos?".[4,9] Ficino acreditava que intelectuais e filósofos, personalidades geralmente inclinadas ao temperamento melancólico, teriam nascido sob a influência de Saturno ou teriam assim se tornado pelo excesso em seus hábitos de leitura.[7]

No século XVI, na Espanha, Tereza de Jesus enfatiza a distinção entre melancolia – vista como doença – e caráter melancólico, visto como traço deletério da personalidade: enquanto o primeiro merecia tratamento e compaixão, uma única freira com a perturbação caracterológica poderia incomodar profundamente a paz de um convento, tornando o convívio insuportável.[1,4,7,10]

As ideias de Hipócrates e Galeno, assim como inúmeras citações históricas e literárias, estão profundamente representadas no livro *Anatomia da melancolia*, publicado em 1621 por Robert Burton (1577-1640). Para Burton, melancolia significava primariamente uma doença, mas também, ocasionalmente, o temperamento melancólico.[1,6] As causas da melancolia eram divididas entre as sobrenaturais (mediadas por bruxas, espíritos, demônios e magia) e as naturais, que incluíam o temperamento melancólico, um estado descrito como predisposto a doenças e estável ao longo da vida. Se, por um lado, essa predisposição melancólica representa um aspecto negativo, por outro, salienta Burton, serve como base para a grande sabedoria, a sensibilidade poética e a inclinação religiosa e filosófica de certos indivíduos. Burton defende a hipótese de a melancolia, em alguns casos, representar uma experiência existencial, não uma doença.[1,7] Surge nessa época, em Londres, um grupo chamado *The Malcontent*, composto por jovens da aristocracia, que se vestiam de preto, tinham hábitos noturnos e declaravam-se melancólicos. Houve, como em outras épocas, a valorização de características distímicas.

> Burton defende a hipótese de a melancolia, em alguns casos, representar uma experiência existencial, não uma doença.[1,7]

Spinoza (1632-1677) escreve sobre a inseparabilidade do corpo e da mente. Considera que emoções, desejos e pensamentos são manifestações mentais de fenômenos físicos, destacando a autopreservação como causa de todos os processos psíquicos, visão que será retomada posteriormente pela medicina.[11]

Com o Iluminismo, características melancólicas passam a ser vistas como uma incapacidade em domar as emoções.[4] Desse modo, a distimia passa novamente a ser encarada como um traço leniente e autoindulgente próprio de indivíduos pouco racionais.

> Com o Iluminismo, características melancólicas passam a ser vistas como uma incapacidade em domar as emoções.[4] Desse modo, a distimia passa novamente a ser encarada como um traço leniente e autoindulgente próprio de indivíduos pouco racionais.

A psiquiatria inicia sua empreitada como especialidade médica, e surgem as primeiras tentativas de classificação científica dos transtornos mentais. Weickhard, em seu livro *Der Philosophische Arzt*, de 1790, citado por Foucault, separa os quadros mentais em doenças do espírito (*Geisterskrannkheiten*) e doenças do pensamento (*Gemütskrankheiten*). As doenças do sentimento dividiam-se em excitações (cólera, orgulho, fanatismo, erotomania, etc.) e depressões (inveja, desespero, suicídio e distimia).[4,12]

No fim do século XVIII, entretanto, os ideais do Romantismo retomam a melancolia como fonte de sabedoria e sensibilidade artística, e surge, na Alemanha, o termo *Weltschmerz* (dor do mundo), revalorizando esses indivíduos como mais aptos às manifestações intelectuais superiores, em um período conhecido como *Sturm und Drang* (tempestade e ímpeto). Baudelaire incorpora a palavra inglesa *spleen* (baço) ao francês, nomeando três de seus poemas com esse nome em sua obra *As flores do mal*.

Na Inglaterra o *spleen* torna-se o movimento artístico que celebra o mau humor, o tédio, a solidão, o pessimismo e a tristeza como a forma romântica de ser, tendo como seu maior expoente Lord Byron (1788-1824). Esse movimento espalhou-se pelo mundo e ficou conhecido como *mal du siècle* (mal do século). A distimia migra de doença para dom.

A PSIQUIATRIA COMO ESPECIALIDADE MÉDICA

O século XIX traz um crescente interesse nas formas menores da *folie circulaire* de Falret (1824-1902), formas que, segundo o autor, um observador treinado poderia perceber como um *continuum* à doença maior.[1,13-15] O mesmo Falret escreve a respeito de formas atenuadas da doença circular, e C.F. Flemming, em 1844, utiliza o termo distimia pela primeira vez em uma publicação científica.[13] Em 1863, Karl Ludwig Kahlbaum utiliza os termos ciclotimia para formas mais leves de flutuação do humor e distimia para formas da doença que apenas apresentavam uma fase de depressão atenuada. Para Kahlbaum, os distímicos não apresentariam formas flutuantes, nem episódios de mania, e as alterações crônicas das funções psíquicas não seriam evidentes, o que parece ter sido a primeira aproximação do termo distimia ao sentido atual de depressão crônica leve em vez de um temperamento psicopático depressivo.[1,11]

Kraepelin, em 1921, descreve o relacionamento entre o temperamento depressivo e a insanidade maníaco-depressiva, sugerindo que o primeiro seria uma forma atenuada, mas pertencente à mesma constelação patológica da doença plena.[14] Caracteriza o temperamento depressivo pela presença constante, embora flutuante, de tristeza, ansiedade, pessimismo e falta de prazer. A influência das ideias de Kahlbaum é bastante evidente.[1,3,7]

A tipologia de Kretschmer, em 1936, levou a ideia do *continuum* entre temperamento básico e doença ao máximo de sua importância.[1]

Kurt Schneider, em diversas versões iniciadas em 1923 de sua monografia *Die psychopatische Personlichkeiten* (As personalidades psicopáticas), incluiu o subtipo depressivo, que é geralmente considerado a definição empírica definitiva sobre o tema.[1,7] Alguns autores consideram a personalidade depressiva equivalente ao conceito atual de distimia. Schneider subdivide os indivíduos com tal personalidade em melancólicos e mal-humorados, fazendo alusões sobre a "aristocracia do sofrer", ou seja, certa sensação de orgulho que alguns apresentam em comparação à "superficialidade" das demais pessoas, a percepção de uma realidade mais profunda que não seria compartilhada por todos.[1,6,7,10] Descreve-os como pessoas que deploram o passado e temem o futuro, apresentando algumas características fundamentais:

> Alguns autores consideram a personalidade depressiva equivalente ao conceito atual de distimia.

1. pessimismo, tristeza, seriedade e incapacidade de sentir prazer ou relaxar;
2. desconfiança;
3. preocupação exagerada com o sentido da vida;
4. noção extrema do dever, sendo operosos e rígidos;
5. ceticismo extremo;
6. autocrítica exagerada.

Schneider, entretanto, via a personalidade depressiva como uma variação da normalidade, diferentemente de seus antecessores próximos, como Kahlbaum, Kraepelin e Kretschmer. Admite, porém, que o único conceito cientificamente válido, por ser defensável estatisticamente, é o de personalidade anormal e que a descrição dos tipos psicopáticos é assistemática, havendo situações de sobreposição entre os diferentes grupos.[1,6]

Embora a excelente revisão histórica de Jackson em *Melancolia e depressão*[6] não faça qualquer menção a esses conceitos fundamentais de Schneider, muitos psiquiatras europeus influentes adotaram suas ideias, como Weitbrecht, Mayer-Gross e Tellenbach, com sua descrição do *tipus melancolicus*.[1,7]

CONCEPÇÕES RECENTES

Embora Adolf Mayer tenha introduzido a classificação de Kraepelin nos Estados Unidos, suas ideias a respeito de formas de reação fizeram-se sentir nas primeiras versões do *Manual diagnóstico e estatístico de transtornos mentais* (DSM) da American Psychiatric Association e influenciaram, por muitos anos, a psiquiatria norte-americana. Meyer colocou lado a lado todas as reações "neuróticas", "psicóticas" e "orgânicas" como se não houvesse qualquer diferença etiopatogênica entre elas.[1,3] O entusiasmo de Adolf Mayer na luta contra a classificação kraepeliniana levou-o, segundo Mayer-Gross, "a jogar fora a criança junto com a água do banho".[16]

Assim, o DSM-II, de 1968, inclui o conceito de "depressão neurótica", no qual a ênfase recai sobre os aspectos relacionados à personalidade e não sobre a descrição dos sintomas. De fato, os quadros psiquiátricos eram descritos como reações psicobiológicas secundárias a processos psicológicos inconscientes e a melhor forma de tratamento seria a psicoterapia psicodinâmica.[1,3]

Os estados crônicos de depressão eram diagnosticados como neuroses depressivas ou personalidades ciclotímicas. A mesma influência psicanalítica se fez sentir no diagnóstico de "neurose depressiva" da *Classificação internacional de doenças e problemas relacionados à saúde*, 9ª revisão (CID-9), de 1978.[1,3,6]

Roth e Kerr revisam os diferentes significados da utilização do termo neurose depressiva:

1. desordem não psicótica, em oposição à depressão psicótica como categoria residual;
2. quadro menos incapacitante que a depressão psicótica, causando menor decréscimo de funcionamento;
3. forma não endógena de depressão;
4. quadro distinto, com sintomatologia particular, e não uma categoria residual;
5. sinônimo de depressão reativa;
6. resposta a estímulos ambientais, flutuando de intensidade em resposta a mudanças externas;
7. consequência de alterações de personalidade após longo período de mal-adaptação;
8. neurose depressiva como manifestação de conflitos inconscientes não resolvidos.

Percebe-se facilmente que esses oito conceitos são implicitamente conflitantes, sem evidências científicas que os suportem, além de claramente paroquiais.[1]

O *Research Diagnostic Criteria*, de 1978, dá um passo adiante na formulação diagnóstica, listando o transtorno depressivo menor, conceito próximo à distimia. Além da descrição clínica e da evolução do quadro, os critérios também incluíam a presença de piora no desempenho pessoal e queda no papel sócio-ocupacional.[1,3,17]

Em 1978, Akiskal descreve a evolução de um grupo de 100 pacientes considerados neuróticos depressivos. A miríade diagnóstica evidenciada na Tabela 1.1 serviu ao desmantelamento da categoria e ao estabelecimento empírico do conceito de distimia. Tornou-se injustificável manter a neurose depressiva como categoria nosológica por não possuir características fenomenológicas próprias suficientes para constituir um diagnóstico.[1,16,18]

> O DSM-III, de 1980, marca a mudança definitiva do conceito, afastando as depressões crônicas do domínio dos transtornos do caráter e da personalidade.[1,18]

O DSM-III, de 1980, marca a mudança definitiva do conceito, afastando as depressões crônicas do domínio dos transtornos do caráter e da personalidade.[1,18] Todas as depressões crônicas com evolução superior a dois anos passam a ser definidas como "transtorno distímico", substituindo os conceitos anteriores de neurose depressiva e personalidade depressiva.[1,6]

Deve-se destacar, porém, que o conceito de distimia não é sinônimo de depressão neurótica, visto que vários desses pacientes são classificados como com depressão maior sem traços melancólicos. Desde então, diferentes evidências genéticas, clínicas e terapêuticas têm se acumulado, consolidando a distimia como um quadro subafetivo: história familiar de transtorno afetivo; tempo de latência de sono REM diminuído; sintomas de anedonia, tristeza e inércia; prova do TRH-TSH alterada; evolução geralmente complicada por um episódio depressivo; resposta positiva à privação de sono; resposta positiva a alguns antidepressivos; emergência de hipomania durante o tratamento.[19]

O DSM-III-R, de 1987, restringe mais os critérios diagnósticos, acentuando não se tratar de um quadro residual de depressão primária. Define, ainda, as seguintes características da distimia:

TABELA 1.1 Evolução de 3 a 4 anos em 100 pacientes com depressão neurótica (respostas múltiplas)[18]

Diagnóstico	Porcentagem (%)
Mania	4
Hipomania	14
Depressão psicótica	21
Melancolia	36
Suicídio	3
Depressão caracterológica	24
Transtornos ansiosos	12
Outros transtornos mentais	21
Sem transtorno mental	2

1. curso crônico superior a dois anos, com sintomas persistentes ou intermitentes;
2. baixo nível de sintomatologia;
3. início insidioso;
4. presença concomitante de transtorno caracterológico;
5. compatibilidade com funcionamento social estável na comunidade;
6. ausência de hipomania (nesse caso, o diagnóstico de ciclotimia deverá ser feito).

Poucas mudanças ocorreram na edição do DSM-IV, porém a inclusão do transtorno da personalidade depressiva (TPD) no conjunto de critérios e eixos diagnósticos oferecidos mostra que esse conceito não morreu. A diferenciação de distimia e TPD, em alguns casos, ainda é controversa. O item B da definição de TPD sugere que esse diagnóstico deva ser considerado quando o quadro não é mais bem explicado pelo transtorno distímico.[1,7,20]

A CID-10 apresenta avanços em relação a sua versão anterior e define distimia como depressão crônica que não preenche, atualmente, critérios para um quadro de depressão recorrente. O conceito de distimia inclui neurose depressiva, personalidade depressiva, depressão neurótica e depressão ansiosa persistente.[1]

Na concepção evolucionária, a distimia pode ser vista como um traço eventualmente adaptativo. Em ambientes de carência de recursos e estresse competitivo acentuado, algumas características de humor depressivo podem ser vantajosas. Comportamentos ligados a falta de ação, menor exposição ao risco, menor dispêndio energético e maior recrutamento de auxílio social podem favorecer a seleção de distímicos em certas populações e ambientes.[21-24]

Essa visão é reforçada pela maior prevalência de distimia entre as mulheres, que obteriam benefícios para si e para sua prole com maior frequência que os homens com o mesmo quadro. Devemos lembrar que 98% da existência da espécie humana ocorreu em ambientes de pequenas populações, com múltiplos vínculos familiares e escassez de alimento e parceiros sexuais. Dessa forma, traços depressivos poderiam favorecer indivíduos em um ambiente hostil e farto em riscos.[21,22,25]

A distimia torna-se mal-adaptativa quando favorece o afastamento das atividades rotineiras, com diminuição da capacidade de enfrentamento e da flexibilidade adaptativa,[24] o que levaria a maior vulnerabilidade em alguns ambientes como o meio urbano do século XXI.

> A distimia torna-se mal-adaptativa quando favorece o afastamento das atividades rotineiras, com diminuição da capacidade de enfrentamento e da flexibilidade adaptativa.[24]

Durante a história humana, os transtornos do humor foram vistos de muitas formas, e valores culturais, hipóteses etiológicas e contextos históricos determinaram como os traços depressivos foram compreendidos. Cem anos após Kraepelin, aceita-se a distimia como uma variante atenuada no espectro dos transtornos afetivos.

REFERÊNCIAS

1. Cordás TA, Nardi AE, Moreno, RA, Castel S, organizadores. Distimia: do mau humor ao mal do humor. Porto Alegre: Artes Médicas; 1997.
2. Kiapokas M. Hippocrates of Cos and the hippocratic oath. Athens: The cultural centre of municipality of Cos; 1999.
3. Akiskal HS. Dysthymia and Cyclothymia in psychiatric practice a century after Kraepelin. J Affect Disord. 2001;62(1-2):17-31.
4. Amaral, JGPD. Os destinos da tristeza na contemporaneidade: uma discussão sobre depressão e melancolia [dissertação de mestrado]. Rio de Janeiro: Pontifícia Universidade Católica; 2006.
5. Teofrasto. Os caracteres. Lisboa: Relógio d´água; 1999.
6. Jackson SW. Melancholy & depression: from Hippocratic times to modern times. New Haven: Yale University; 1986.
7. Cordás TA. Depressão: da bile negra aos neurotransmissores: uma introdução histórica. São Paulo: Lemos; 2002.
8. Pessotti I. A Loucura e as épocas. São Paulo: Editora 34; 1994.
9. Altuschule MD. Acedia: its evolution from deadly sin to psychiatric syndrome. Br J Psychiatry. 1965;111:117-9.
10. Freeman HL. Historical and nosological aspects of dysthymia. Acta Psychiatr Scand 1994; 89 (supl 383):7-11.
11. Berrios GE, Porter RA. A hystory of clinical Psychiatry: the origin and history of psychiatric disorders. London: Athlone; 1995.
12. Hunter R, Macalpino I. Three hundred years of psychiatry. New York: Carlisle; 1982.
13. Brieger P, Marneros A. Cyclothymic and dysthymic disorder: history, concepts and perspectives: a rewiew. Eur Psychiatry. 1996;11(suppl 4):330s-5s.
14. Berrios GE. Depressive and maniac states during the 19th century. In: Gorgotas D, Cancro T, editors. Handbook of affective disorders. New York: Elsevier; 1988.
15. Berrios GE. Melancholia and depression during the 19th century: a conceptual history. Br J Psychiatry. 1988;153:298-304.
16. Mayer-Gross W, Slater E, Roth M. Psiquiatria clínica. São Paulo: Meste Jou; 1976.
17. Serretti A, Jori MC, Casadei L, Ravizza L, Smeraldi E, Akiskal H. Delineating psychopathologic clusters within dysthymia: a study of 512 out-patients without major depression. J Affect Disord. 1999;56(1):17-25.
18. Akiskal HS. Dysthymia as a temperamental variant of affective disorder. Eur Psychiatr. 1996; 11(supl 3)117-22.
19. Akiskal HS. Dysthymia: clinical and external validity. Acta Psychiatr Scand. 1994; 89(suppl 383):19-23.
20. Angst J. Dysthymia and personality. Eur Psychiatry. 1998;13(4):188-97.
21. Nesse RM. Is depression an adaptation? Arch Gen Psychiatry. 2000;57(1):14-20.
22. Niculescu AB, Akiskal HS. Sex hormones, darwinism and depression. Arch Gen Psychiatry. 2001 Nov;58(11):1083-4; author reply 1085-6.
23. Spanemberg L, Juruema MF. Distimia: características históricas e nosológicas e sua relação com transtorno depressivo maior. Rev. psiquiatr. Rio Gd. Sul. 2004;26(3):300-11.

24. Kornstein SG, Schatzberg AF, Thame ME, Yorkers KA, McCullough JP, Keitner GI, et al. Gender differences in chronic major or double depression. J Affect Disord. 2000;60(1):1-11.
25. Niculescu AB, Akiskal HS. Proposed endophenotypes of dysthymia: evolutionary, clinical and pharmacogenetic considerations. Mol Psychiatry. 2001;6:363-6.

2
Emoções, afetividade e humor

Ricardo Alberto Moreno
Rodolfo Nunes Campos
Márcio Gerhardt Soeiro de Souza

O organismo humano possui, em seus diferentes órgãos e sistemas biológicos, uma capacidade de reserva que o regula para responder às demandas da vida de forma autônoma. Embora seja grande, essa capacidade de reserva é limitada, e as demandas podem levar à impossibilidade de correção do desequilíbrio em determinadas circunstâncias, o que é genericamente percebido como estresse. O estresse sinaliza o desequilíbrio e induz o organismo à avaliação de suas causas em nível consciente (por exemplo, por meio da fome ou da sede), promovendo a busca dos fatores necessários para sua correção (no caso, no ambiente externo, comida ou água). Na perspectiva de sobrevivência, a rápida avaliação de sinais do ambiente externo tem sido considerada de extrema importância para a identificação de potenciais perigos à integridade física, auxiliando a tomada de ações objetivo-orientadas. Essa forma de sinalização entre o meio interno e o externo é observada desde os primórdios da escala evolutiva, sendo também considerada uma das formas mais primitivas de comunicação.[1]

> Na perspectiva de sobrevivência, a rápida avaliação de sinais do ambiente externo tem sido considerada de extrema importância para a identificação de potenciais perigos à integridade física, auxiliando a tomada de ações objetivo-orientadas.

Na busca da manutenção da homeostase (definida como a capacidade do corpo em manter seu equilíbrio fisiológico – funções vitais – estável a despeito das alterações exteriores), um tipo de manifestação considerada essencial, em animais e seres humanos, é a *emoção*. As emoções são estados afetivos agudos, intensos, complexos, normalmente associados a manifestações físicas (como alterações de respiração, cardiovasculares, gastrintestinais, etc.), despertados durante a avaliação de um evento como relevante ou não para as atuais metas do organismo. As emoções levam à urgência e à priorização de alguns planos em detrimento de outros, com o propósito de melhor ajustar-se ao atual contexto ambiental do organismo, aumentando, assim, suas chances de sucesso. Por exemplo, emoções envolvendo raiva e agressividade, em determinadas circunstâncias, preparam o indivíduo para lutar por sua sobrevivência, ao passo que, na avaliação de outros tipos de situações externas, emoções de medo permitem que o organismo se esquive de estímulos claramente ameaçadores.

Nos seres humanos, a atividade do psiquismo que contribui para sua vida emocional é chamada de *afetividade*. Os conteúdos da afetividade abrangem não só as emoções, mas também os sentimentos – reações mais duradouras e de base eminentemente psíquica e subjetiva, despertadas por estímulos externos ou por representações subjetivas internas, como as lembranças. Os sentimentos podem ter diversos tipos de conteúdo (positivos ou negativos), como alegria, tristeza, culpa, etc. À somatória dos sentimentos e emoções presentes na consciência do indivíduo em um determinado período dá-se o nome de *humor*, conceituado, também, como o estado de disposição básica, difusa e prolongada da afetividade do sujeito. Exemplos de variações de humor incluem mudanças entre os polos de tristeza e alegria ou estados de irritabilidade relativamente contínua.

Os conceitos supracitados derivam de postulados de vários autores ao longo da história da psiquiatria, dos quais alguns dos mais importantes encontram-se descritos a seguir. Para Jaspers,[2] *sentimento* refere-se a todo fenômeno psíquico que não se pode coordenar com os fenômenos da consciência objetiva nem com os impulsos instintivos e atos de vontade. Considera-o como formação não desenvolvida, imprecisa, não apreensível e esquiva à análise, enfim, "tudo que não se sabe chamar de outro modo". O autor apresenta uma orientação metodológica na qual analisa os sentimentos segundo seu modo de ser (fenomenologia), os objetos a que se dirigem, sua origem, a importância do sentimento para a vida e, por último, sua intensidade e duração. Dessa forma, distinguem-se sentimento, afeto e disposição:

- sentimento: movimento singular, próprio e originário da alma;
- afeto: processo de sentimentos complexos e momentâneos de grande intensidade e com manifestações consequentes e concomitantes de natureza corpórea;
- disposição: estado de espírito ou a constituição interior em estados mais duradouros que conferem colorido especial à vida psíquica.

É de fundamental importância a distinção feita entre:

1. estados afetivos anormais, geneticamente compreensíveis (origem nas vivências);
2. estados afetivos endógenos, incompreensíveis e psiquicamente irredutíveis (explicáveis por causas extrapsíquicas: processos corpóreos ou fases).

De acordo com Nágera,[3] o conceito genérico de *afetividade* refere-se à totalidade dos fenômenos da vida anímica da personalidade. É composta por:

a) afeto fundamental: colorido predominante do ânimo (humor);
b) reação afetiva: projeção do afeto predominante sobre outras funções psicofísicas, especialmente psicomotoras;
c) valências afetivas: conteúdos mentais que mantêm determinados estados de humor ou provocam reações afetivas.

Kretschmer[4] denomina no conjunto da afetividade os *sentimentos* (processos particulares relativamente simples), as *emoções* (processos muito intensos, breves e circunscritos), os *estados de ânimo* (disposição geral difusa, uniforme e persistente do humor) e o *temperamento* (atitude afetiva geral que caracteriza a individualidade e sua forma de reagir e oscilar em relação à sua especificidade de humor).

Segundo Ey e colaboradores,[5] a afetividade de base ou holotímica corresponde aos fenômenos da vida afetiva que se incorporam às experiências na forma de sentimentos vitais, humor e emoções. Esses autores descrevem as alterações dessa esfera afetiva em níveis hierárquicos de regressão de um nível mais profundo e indiferenciado (raiva, desespero, euforia, animação) até um nível mais normal e menos instintivo (depressão, angústia, alegria de êxito, satisfação amorosa).

O exame do estado mental atual insere-se no contexto da avaliação clínica global do paciente e descreve a totalidade das observações e impressões do examinador ao entrevistar o paciente, podendo variar em diferentes momentos.[6] Esses dados descritivos (sinais e sintomas produzidos pelos transtornos mentais) são usados como apoio para as conclusões diagnósticas do psiquiatra, associados a outras informações obtidas (exame físico geral e neurológico, exames psicológico, laboratorial e de neuroimagem complementares, assim como informações obtidas com familiares acerca do histórico de vida pessoal e familiar do paciente). Um exemplo de formato de exame psíquico é apresentado no Quadro 2.1.

> O exame do estado mental atual insere-se no contexto da avaliação clínica global do paciente e descreve a totalidade das observações e impressões do examinador ao entrevistar o paciente, podendo variar em diferentes momentos.[6]

> **QUADRO 2.1**
>
> **MODELO DE EXAME DO ESTADO MENTAL**
>
> Aspecto geral
> Nível de consciência
> Orientação
> Atenção
> Memória
> Percepção sensorial
> Pensamento
> Linguagem
> Juízo de realidade
>
> **Vida afetiva:**
>
> Volição
> Psicomotricidade
> Inteligência
> Personalidade
> Descrição de sentimentos contratransferenciais
> Crítica em relação aos sintomas e desejo de ajuda
>
> > Descrição de Elkis e Dalgalarrondo[8]
> > **Vida afetiva**: Estado de humor basal, emoções e sentimentos predominantes. Descrever o humor (depressivo, eufórico, irritado, exaltado, pueril, ansioso, apático, hipomodulado ou aplainado).
>
> Adaptado de Dalgalarrondo,[9] Elkis e Dalgalarrondo.[8]

Durante o exame psíquico há uma tendência em se realizar a distinção sistemática entre humor e afeto, de tal modo que os demais conceitos de afetividade (sentimentos, emoções, etc.) sejam incluídos nesses dois elementos (humor e afeto), tornando a avaliação objetiva e padronizada.[7]

OS TRANSTORNOS DO HUMOR

Os transtornos do humor ou afetivos constituem um grupo de transtornos psiquiátricos em que o humor patológico e as alterações vegetativas e psicomotoras dominam o quadro clínico. Trata-se de estados emocionais mantidos, ou seja, não representam apenas a expressão afetiva externa de um estado emocional presente. Dessa forma, disassocia-se o conceito de depressão do ponto de vista leigo, no qual as pessoas se referem à depressão apenas como um sentimento momentâneo passível de estar presente nos mais variados estados afetivos, como um momento disposicional da vida psíquica normal ("estou deprimido porque briguei com uma pessoa") ou durante o luto. A depressão pode ser referida, ainda, como sintoma isolado quando associada à outra condição médica, por exemplo, em estados gripais nos quais a disposição e o debilitamento físico podem acarretar sentimentos de tristeza. Essas duas condições fazem parte da vida psicológica normal das pessoas, são estados geralmente momentâneos que se resolvem espontaneamente, não trazendo maiores consequências ao habitual funcionamento global da pessoa.

Quando falamos em depressão do ponto de vista médico, nos referimos às síndromes clínicas, que abarcam um conjunto amplo de sinais e sintomas relativamente duradouros e contínuos (em geral, pelo menos com duas semanas de duração e com manifestação dos sintomas na maior parte do tempo), levam ao afastamento acentuado do funcionamento habitual do paciente e tendem a recorrer de forma periódica ou cíclica. Podem, ainda, ser persistentes ao longo do tempo, com evolução crônica na vida do indivíduo, e de curso variável em termos de presença e intensidade dos sintomas. Dentre seus principais componentes encontram-se as alterações do humor (com fixação no polo da tristeza e/ou presença de irritabilidade contínua), a perda da capacidade de sentir prazer (*anedonia* – em atividades geralmente prazerosas para a pessoa) e a apatia. Além disso, é frequente a presença de: alterações cognitivas (indecisões e diminuição de concentração, memória e atenção); alterações de pensamento, não só de forma ou curso (por exemplo, lentificação do discurso), mas também de conteúdo (com predominância de temática negativa, pessimista, podendo chegar até a delírios de ruína, culpa ou outros conteúdos autodepreciativos e/ou catastróficos); alterações da psicomotricidade, incluindo perda de energia, fadiga, retardo ou agitação motora e psíquica. Por fim, são comuns alterações neurovegetativas (sintomas ou sinais somáticos ou físicos), que podem incluir:

1. perturbações do sono (a mais comum é a insônia, ainda que, em alguns casos, possa se observar excesso de sono – hipersonia);
2. alterações de apetite (diminuição da sensação de fome com perda de peso corporal ou, menos frequentemente, excesso de apetite);
3. diminuição do desejo sexual.[10]

O conceito de "humor normal" é importante tanto para o entendimento do tratamento como para a convivência com um transtorno do humor (transtorno depressivo ou transtorno bipolar). Sempre que se fala em transtornos do humor, o humor normal ou sadio deve ser levado em consideração como parte do *continuum* dos humores experimentados pelas pessoas com transtornos do humor. A compreensão do escopo do humor normal auxi-

> Sempre que se fala em transtornos do humor, o humor normal ou sadio deve ser levado em consideração como parte do *continuum* dos humores experimentados pelas pessoas com transtornos do humor.

lia o portador de transtornos do humor na distinção entre a grande variedade de características de humor envolvidas no transtorno. No final das contas, o discernimento acerca do humor normal pode ser crucial no estabelecimento das metas de tratamento e de vida.

Assim, o humor normal ou sadio é definido como um humor resiliente (elástico, com capacidade de resistir a choques, sem deformação permanente ou rupturas). O humor normal também possui seus altos e baixos, mas é diferenciável dos outros humores dos transtornos do humor. No humor normal, os altos e baixos não apresentam a intensidade ou a duração dos extremos observados nos transtornos do humor.

> O humor normal ou sadio é definido como um humor resiliente (elástico, com capacidade de resistir a choques, sem deformação permanente ou rupturas).

A descrição detalhada dos aspectos diagnósticos e clínicos da distimia e sua classificação serão abordadas no Capítulo 3.

Modelos causais dos transtornos do humor

Com relação aos modelos causais ou etiológicos dos transtornos do humor, pressupostos antigos de que os quadros depressivos derivam de formas essencialmente "reativas" a fatores de estresse psicossocial crônicos ou agudos (perdas financeiras, separações, morte ou doença grave de entes queridos) não são mais utilizados. Assim como também não o são os pressupostos de que derivam de formas essencialmente "endógenas" ou "orgânicas", surgindo de modo inexplicável e não compreensível em função de experiências de vida recentes do indivíduo. Os modelos etiológicos atuais para os transtornos do humor têm sido formulados levando em consideração a suscetibilidade hereditária (que representaria o componente mais endógeno), assim como fatores de risco do ambiente, que incluem aspectos psicológicos, sociais ou físicos. Fatores do ambiente da esfera psicossocial podem incluir não só eventos recentes estressantes, mas também fatores remotos, como a ausência de uma boa estrutura familiar ou o histórico de experiências de abuso ou negligência na infância.

Em pacientes com transtornos afetivos, foram observadas alterações de provas funcionais, de modelos de integração neuroquímicos e de comportamento nos processos de prazer e recompensa, assim como alteração de ritmos circadianos. O sistema límbico representa a região de convergência desses fatores, produzindo um desequilíbrio das aminas biogênicas (especialmente a noradrenalina, a serotonina e, em segundo plano, a dopamina) e dos sistemas de mensageiros secundários (adenilciclase, por exemplo) e peptídeos neuroativos. Além disso, ocorrem alterações na regulação dos eixos endócrinos hipotalâmico-hipofisário-adrenal, tireoidiano e o ligado ao hormônio de crescimento, distúrbios do sono, desajuste de ritmos circadianos, anormalidades do sistema imunológico e alterações da morfofisiologia cerebral. Dentre os fatores de risco ambientais destacam-se o uso de substâncias psicoativas (álcool, drogas ilícitas, medicamentos inibidores do apetite ou antidepressivos), alteração dos ritmos biológicos (privação de sono) e eventos adversos precoces, como perda parental, percepção de falta de carinho dos pais, baixo suporte social e abuso físico e/ou sexual na infância (revisado por Moreno[11]).

> Dentre os fatores de risco ambientais destacam-se o uso de substâncias psicoativas, alteração dos ritmos biológicos e eventos adversos precoces.

Assim, postula-se que os fatores de risco genéticos e ambientais interagem de forma complexa e em vários níveis de interdependência para o surgimento da depressão, em vez de terem efeitos puramente aditivos e independentes.[12] Além disso, a forma como os diferentes tipos de influência ambiental podem interagir, contribuindo para a gênese da depressão, também é complexa e pode ser mediada, ao menos parcialmente, por elementos neurobiológicos.[13,14] Um exemplo são as evidências de que influências psicossociais estressantes precoces, como experiências de abuso ou negligência na infância, podem ter efeitos de longo prazo sobre o funcionamento do eixo hipotalâmico-hipofisário-adrenal (uma das estruturas cerebrais responsáveis pela regulação hormonal das respostas fisiológicas do organismo ao estresse), visto que as alterações crônicas na regulação desse eixo podem resultar em uma tendência a respostas emocionais mais intensas a fatores estressantes ocorridos mais tardiamente, na vida adulta, tornando os indivíduos mais suscetíveis ao surgimento de quadros depressivos em resposta a fatores de risco psicossocial tardios.[15]

REFERÊNCIAS

1. Lafer B, Cerqueira CT, Busatto Filho G. Mecanismos de regulação do humor e a fisiopatologia dos transtornos afetivos. In: Busatto Filho G. Fisiopatologia dos transtornos psiquiátricos. São Paulo: Editora Atheneu; 2006. p. 107-23. (Série fisiopatologia clínica; 4).
2. Jaspers K. Sentimentos e estados de ânimo. In: Jaspers K. Psicopatologia Geral. 2. ed. Rio de Janeiro: Livraria Atheneu; 1973. p. 132-42.
3. Nágera AV. Exploracion de la afectividad. In: Nágera AV. Propedéutica clínica psiquiátrica. 2. ed. Madrid: Audus; 1944. p. 186-205.
4. Kretschmer E. Funciones psíquicas centrales y sistema neuroendocrino. In: Kretschmer E. Psicología médica. Barcelona: Editorial Labor; 1954. p. 60-82.
5. Ey H, Bernard P, Brisset C. Semiología de la actividad psíquica basal actual. In: Ey H, Bernard P, Brisset C. Tratado de Psiquiatría. Barcelona: Toray-Masson; 1969. p. 98-117.
6. Sadock BJ, Sadock VA. Compêndio de psiquiatria: ciências do comportamento e psiquiatria clínica. 9. ed. Porto Alegre: Artmed; 2007. p. 259-305.

7. Baldaçara L, Bueno CR, Lima DS, Nóbrega LPC, Sanches M. Humor e afeto: como defini-los? Arq Med Hosp Fac Cienc Med Santa Casa São Paulo. 2007;52(3):108-13.
8. Elkis H, Dalgalarrondo P. Exame Psíquico. In: Louzã Neto MR, Elkis H. Psiquiatria Básica. 2. ed. Porto Alegre: Artmed; 2007. p. 122-7.
9. Dalgalarrondo P. A entrevista com o paciente: anamnese psicopatológica. In: Dalgalarrondo P. Psicopatologia e semiologia dos transtornos mentais. Porto Alegre: Artmed; 2000. p. 50-60.
10. Moreno DH, Dias RS, Moreno RA. Transtornos do humor. In: Louzã Neto MR, Elkis H. Psiquiatria Básica. 2. ed. Porto Alegre: Artmed; 2007. p. 219-34.
11. Moreno RA, Moreno DH, Zanetti MV. Transtornos do Humor. In: Martins MA, Carrilho FJ, Alves VAF, de Castilho EA, Cerri GG, Wen CL, organizadores. Clínica médica: doenças dos olhos, doenças dos ouvidos, nariz e garganta, neurologia, transtornos mentais. Barueri: Manole; 2009. p.720-33.
12. Busatto Filho G. Introdução: a psiquiatria como especialidade médica. In: Busatto Filho G. Fisiopatologia dos transtornos psiquiátricos. São Paulo: Editora Atheneu; 2006. p. 3-12. (Série fisiopatologia clínica; 4).
13. Phan KL, Wager T, Taylor SF, Liberzon I. Functional neuroanatomy of emotion: a meta-analysis of emotion activation studies in PET and fMRI. Neuroimage. 2002 Jun;16(2):331-48.
14. Phillips ML, Drevets WC, Rauch SL, Lane R. Neurobiology of emotion perception I: the neural basis of normal emotion perception. Biol Psychiatry. 2003 Sep;54(5):504-14.
15. Phillips ML, Drevets WC, Rauch SL, Lane R. Neurobiology of emotion perception II: implication for psychiatry disorders. Biol Psychiatry. 2003 Sep;54(5):515-28.

3
Diagnóstico e quadro clínico

Doris Hupfeld Moreno
Ricardo Alberto Moreno

Existem diversos tipos de depressão, que se distinguem na intensidade e persistência dos sintomas. Quanto à intensidade, podem ser leves, moderadas ou graves, dependendo do grau de sofrimento emocional e prejuízo funcional que acarretam. Algumas depressões são duradouras e outras acontecem repetidas vezes durante a vida, com intervalos de remissão, em que os pacientes voltam a ficar parcial ou totalmente bem. A distimia é um tipo de depressão considerado leve e crônico pelo fato de persistir durante pelo menos dois anos. Apesar de os sintomas serem de intensidade leve, inicia-se precocemente e compromete de forma significativa a vida do indivíduo. Conforme observado no Capítulo 1, sobre a história da distimia, os estados depressivos crônicos vêm sendo descritos na psiquiatria há séculos, mas até 20 a 25 anos atrás sua classificação e sintomatologia eram controversas, na medida em que a distimia era diagnosticada como neurose ou algum transtorno da personalidade.

> A distimia é um tipo de depressão considerado leve e crônico pelo fato de persistir durante pelo menos dois anos. Apesar de os sintomas serem de intensidade leve, inicia-se precocemente e compromete de forma significativa a vida do indivíduo.

A partir dos anos de 1980, os diagnósticos em psiquiatria têm sido pautados por uma preocupação constante com o aumento da confiabilidade e da validade. Com tal objetivo, ambos os sistemas classificatórios usados internacionalmente fornecem diretrizes para o diagnóstico da distimia: a 10ª edição da *Classificação internacional de doenças e problemas relacionados à saúde* (CID-10), da Organização Mundial da Saúde,[1] e a 4ª edição do *Manual diagnóstico e estatístico de transtornos mentais* (DSM-IV), da American

Psychiatric Association.[2] O DSM-IV é amplamente utilizado em pesquisas e na prática clínica, pois adota uma sistematização do diagnóstico a partir de uma lista com vários itens, os chamados critérios operacionais. O conceito de transtorno distímico do DSM-IV refere-se a um transtorno subafetivo de intensidade leve por pelo menos dois anos, de início insidioso, em geral na infância ou adolescência, e curso persistente ou intermitente. Estudos epidemiológicos evidenciaram um subtipo menos frequente na população geral, de início na meia-idade ou idade avançada. Na história familiar predominam as depressões e o transtorno bipolar. A seguir são apresentadas as descrições diagnósticas da CID-10 e do DSM-IV para distimia.

CLASSIFICAÇÃO INTERNACIONAL DE DOENÇAS E PROBLEMAS RELACIONADOS À SAÚDE (CID-10)

Segundo as diretrizes diagnósticas da CID-10 para distimia,

> o aspecto essencial é uma depressão do humor muito duradoura, a qual nunca ou apenas raramente é grave o bastante para preencher os critérios para transtorno depressivo recorrente, gravidade leve ou moderada. Começa usualmente no início da vida adulta e dura vários anos, às vezes indefinidamente. Quando seu início ocorre mais tarde, o transtorno é frequentemente a consequência de um episódio depressivo distinto e associado à perda ou a outro estresse óbvio.

Se houve um episódio depressivo no início do quadro, precisa ter sido leve, caso contrário não se trata de distimia, mas de manutenção de sintomas após tal depressão. Os pacientes podem descrever períodos de ausência de sintomas, que, no entanto, são curtos quando comparados aos períodos sintomáticos.

Os seguintes sintomas estão presentes: cansaço, depressão, preocupação, insônia e sensação de inadequação. Apesar disso, os pacientes são capazes de lidar com as exigências rotineiras do dia a dia.

Deve-se especificar se a distimia é de início precoce (final da adolescência ou terceira década de vida) ou tardio.

Inclui: neurose depressiva; transtorno depressivo da personalidade; depressão neurótica (com mais de dois anos de duração); depressão ansiosa persistente.

Exclui: depressão ansiosa (leve ou não persistente); reação de perda durante menos de dois anos; esquizofrenia residual.

MANUAL DIAGNÓSTICO E ESTATÍSTICO DE TRANSTORNOS MENTAIS (DSM-IV-TR)

Critérios diagnósticos para distimia

a) Humor deprimido na maior parte do dia. Mais dias com humor deprimido do que sem, inferido do relato do paciente e/ou da observação de outras pessoas, por pelo menos dois anos. Em crianças e adolescentes, o humor pode ser irritável e a duração de pelo menos um ano.
b) Presença, enquanto deprimido, de dois ou mais dos seguintes itens:
   1. aumento ou diminuição do apetite;
   2. insônia ou hipersonia;
   3. baixa energia ou fatigabilidade;
   4. baixa autoestima;
   5. diminuição da concentração ou indecisão;
   6. desesperança.
c) Durante o período de dois anos (ou de um ano para crianças e adolescentes) do transtorno, nunca houve remissão dos sintomas A e B por mais de dois meses consecutivos.
d) Durante os primeiros dois anos (um para crianças e adolescentes), não ocorreu um episódio depressivo maior, isto é, o quadro atual não é mais bem classificado como transtorno depressivo maior crônico ou em remissão parcial.

> **NOTA:** pode ter ocorrido um episódio depressivo maior anterior ao aparecimento da distimia, desde que tenha havido remissão completa desse episódio (sem sinais ou sintomas significativos por dois meses). Além disso, depois do período inicial de dois anos (um para crianças e adolescentes) de distimia, podem ocorrer episódios de transtorno depressivo maior e, nesse caso, ambos os diagnósticos devem ser considerados.

e) Nunca houve um episódio maníaco, misto ou hipomaníaco e nunca foram preenchidos os critérios para ciclotimia.
f) O transtorno não ocorre exclusivamente durante o curso de um transtorno psicótico crônico, como esquizofrenia ou transtorno delirante.
g) Os sintomas não ocorrem devido ao efeito fisiológico direto de alguma substância (drogas ou medicações) ou de alguma condição médica geral (hipotireoidismo, por exemplo).

h) Os sintomas causam sofrimento significativo ou prejuízo no funcionamento social, ocupacional ou em outras áreas relevantes.

Especificar: Início precoce – antes de 21 anos. Início tardio – aos 21 e após.
Especificar (para os dois últimos anos de distimia): sintomas atípicos.

Sintomas atípicos

a) Reatividade do humor (o humor melhora em resposta a eventos ou perspectivas agradáveis).
b) Dois ou mais dos seguintes itens:
   1. aumento significativo de peso ou de apetite;
   2. hipersonia;
   3. sensação de extremo peso nos membros;
   4. padrão crônico de hipersensibilidade à rejeição interpessoal (não restrito aos períodos de transtornos do humor), que resulta em prejuízo social ou ocupacional.
c) Nunca preencheu critérios para sintomas melancólicos ou catatônicos no mesmo episódio.

COMPARAÇÃO ENTRE A CID-10 E O DSM-IV-TR

Como mencionado anteriormente, os critérios apresentam-se mais bem detalhados no DSM-IV-TR do que na CID-10. Isso ocorre, em parte, porque o DSM-IV-TR destina-se também à pesquisa, enquanto a CID-10 é voltada exclusivamente à prática clínica. Por representarem um consenso internacionalmente aceito, ambos atendem às exigências de uso oficial, inclusive no Brasil.

Existe uma diferença conceitual importante entre as duas classificações: a CID-10 admite um episódio depressivo leve no início do quadro distímico, o que, pelo DSM-IV-TR, excluiria o diagnóstico, ou seja, de acordo com a CID-10, a distimia englobaria um resíduo depressivo pós-depressão leve. Outro aspecto importante para a prática clínica diz respeito aos critérios de exclusão no diagnóstico de distimia, especificados apenas no DSM-IV-TR, como transtorno delirante crônico, transtorno orgânico do humor ou transtorno do humor por substâncias psicoativas.

Há uma pequena diferença com relação ao início tardio: após os 21 anos, para o DSM-IV-TR, e após os 30, para a CID-10. Essa discrepância reflete uma falta de informações suficientes para uma melhor diferenciação entre pacientes com início tardio e precoce, sendo os subsídios acerca das características demográficas apresentados mais adiante.

Apesar das diferenças assinaladas, não há incompatibilidade entre as duas nosografias quanto ao diagnóstico de distimia. Ambas a consideram um transtorno afetivo, unipolar (podendo existir comorbidade com transtorno bipolar), crônico (pelo menos dois anos), com início precoce ou tardio, e sintomatologia menos intensa que a observada em um episódio depressivo. Tanto a CID-10 quanto o DSM-IV-TR exibem os seguintes sintomas em comum para distimia:

- insônia;
- baixa energia ou fatigabilidade;
- baixa autoestima;
- diminuição da capacidade de concentração;
- perda de interesse ou prazer.

EPIDEMIOLOGIA

Prevalência

Vários estudos populacionais estimaram prevalências de depressão maior entre 4,9 e 17,7%, ao passo que a distimia foi menos prevalente, com taxas variando de 2,9 a 6,3% (Tabela 3.1). As diferenças nas estimativas dependiam

TABELA 3.1 Prevalências de depressão maior (DM) e distimia em estudos da comunidade (%)

Estudos	Autores	Amostra (n)	Diagnóstico/ entrevista	DM	Distimia
ECA	Weissman e colaboradores[5,6]	18.000	DSM-III/DIS	4,9	3,2
NCS	Kessler e colaboradores[7]	8.098	DSM-IIIR/CID-I	17,7	6,4
HUNGRIA	Szadoczky e colaboradores[8]	2.953	DSM-IIIR/DIS	15,1	4,5
NEMESIS	Bijl e colaboradores[9] ten Have e colaboradores[10]	7.076	DSM-IIIR/CID-I	15,4	6,3
EAC-IPq-SP	Andrade e colaboradores[4]	1.464	CID-10/CID-I	16,8	4,3
NHANES III	Jonas e colaboradores[11]	8.602 Adultos jovens	DSM-III/DIS	8,6	3,4
NCS-R (EUA)	Kessler e colaboradores[3]	9.282	DSM-IV/CID-I	16,6	4,4
NESARC	Grant e colaboradores[12]	43.093	DSM-IV/ AUDADIS-IV	16,5	-???

EAC-IPq-SP = Estudo de Área de Captação, Instituto de Psiquiatria, São Paulo; ECA = Epidemiological Catchment Area Study; NCS = National Comorbidity Survey; NCS-R = National Comorbidity Survey Replication; NEMESIS = The Netherlands Mental Health Survey and Incidence Study; NESARC = National Epidemiologic Study on Alcohol and Related Conditions; NHANES III = Third National Health and Nutrition Examination Survey.

dos critérios diagnósticos e das entrevistas utilizadas, apresentando-se mais homogêneas conforme se adotava uma metodologia comparável, adequada e com grandes amostras da população geral. Entre os estudos mais recentes, o *National Comorbidity Survey Replication* (NCS-R) nos Estados Unidos utilizou critérios do DSM-IV e estimou uma prevalência de 4,4%, semelhante aos 4,3% determinados no estudo epidemiológico de uma área de captação da cidade de São Paulo utilizando critérios da CID-10 (Tabela 3.1).[3,4]

O distúrbio distímico pode anteceder a depressão unipolar ou bipolar. Em uma reanálise do estudo do EAC-IPq (Estudo de Área de Captação do Instituto de Psiquiatria da Faculdade de Medicina da Universidade de São Paulo), visando determinar o espectro bipolar, as taxas de depressão maior e distimia na população geral, segundo o DSM-III-R, foram de 13,2 e 4,9%,[13] respectivamente (Tabela 3.2). No transtorno bipolar (TB) tipo I, a prevalência de distimia foi de 26,7%, e no TB tipo II, de 41,6%.[14] Outro estudo epidemiológico importante foi o de Zurique, que seguiu prospectivamente, ao longo de 20 anos, uma coorte de jovens de 19-20 anos representativos da população geral, na qual os autores compararam depressões crônicas (incluindo distimia) com depressões episódicas e controles da população geral. Estimou-se uma prevalência de 6% de depressão crônica, 21% de depressão episódica e 18% de depressão menor episódica (intensidade leve como da distimia, durando menos de dois anos). O TB nas formas clínicas *major* e *minor* associou-se igualmente aos subtipos depressivos: a 49,1% das depressões crônicas e 46,4% das depressões episódicas.[15] Tais achados são importantes tendo em vista estimativas de elevada prevalência do espectro bipolar nesses levantamentos, de 8,3% ao longo da vida[14] e de 10,9% no último ano,[16] apontando para a necessidade do diagnóstico correto e diferencial de TB e depressão maior associados à distimia.

TABELA 3.2 Prevalência ponderada de depressão maior, distimia e qualquer depressão (depressão + distimia) ao longo da vida na população geral e nos bipolares tipos I e II (%)

	Grupos do espectro bipolar		
Subtipos depressivos	Bipolar I	Bipolar II	População geral
Depressão	58,2	64,4	13,2
Distimia	26,7	41,6	4,9
Qualquer depressão	79,2	88,5	15,3

Fonte: EAC-IPq, São Paulo.[19]

Características demográficas

Na maioria dos estudos a distimia foi 2 a 3 vezes mais prevalente em mulheres do que em homens, semelhante ao que ocorre na depressão maior.[17] No entanto, no estudo de Zurique, que comparou depressões crônicas (25,5% eram distímicos) com episódicas, não havia diferenças entre sexo (Tabela 3.3).[15] Os autores compararam depressões crônicas em geral em vez de distimia pura, tendo em vista o acúmulo de evidências demonstrando que mais de 95% dos distímicos cursam com depressão maior ao longo dos anos, caracterizando um quadro de depressão dupla.[17,18] Na comparação com controles da população geral, sujeitos com depressão crônica tendiam a ser solteiros, tinham menos filhos, estavam mais frequentemente desempregados e recebendo mais benefícios da previdência social.[15] Na comparação com depressão episódica, a depressão crônica correlacionava-se mais com estado civil solteiro, ter menos filhos, estar menos empregado e receber mais benefícios da previdência social. Outro estudo populacional que analisou prospectivamente o curso dos transtornos mentais foi o NEMESIS, da Holanda.[10] Estudando somente sujeitos com depressões (n = 400), foram comparadas subamostras

TABELA 3.3 Características demográficas e idade de início em distimia e depressão crônica, comparados a depressão maior (DM)

Estudo	Prospectivo 10 anos[17]		NEMESIS[20]		Estudo de Zurique[15]	
	Distimia	DM não crônica	Distimia	DM	Depressão crônica	DM
Sexo feminino (%)	74,7	62,5	71	60,9	52,7	61,6
Estado civil (%)						
Casado	31	27,5	62,9	51,6	23,6	48,2
Solteiro/separado	66,6	72,5	37,1	48,4	76,4	51,8
Idade de início (anos)	10,5 (distimia) 20,7 (DM)	23,3 (DM)	–		14,3	15,2

NEMESIS = The Netherlands Mental Health Survey and Incidence Study.

de distimia, depressão dupla (DD) e depressão maior a partir dos critérios do DSM-IV.[20] Sujeitos com distimia e DD eram frequentemente mulheres, eram mais velhos e tinham menos anos de estudo do que os indivíduos com depressão maior. O terceiro estudo, importante pelo fato de ser o único que seguiu distímicos puros de uma amostra clínica por um período de 10 anos, foi o de Klein e colaboradores.[17] Ao comparar distímicos e deprimidos não crônicos, os autores não observaram diferenças significativas em termos de sexo, raça, estado civil e condição socioeconômica.

Em 1982, Keller e colaboradores cunharam o termo "depressão dupla" para designar o episódio de depressão maior superposto a distimia prévia e evidenciaram o pior prognóstico da associação de ambas, como maior demora para a recuperação e duração mais prolongada.[21] Pelos dados do Epidemiologic Catchment Area Study,[6] a prevalência ao longo da vida de "depressão dupla" foi de 1,4%, a de depressão maior foi de 3,5% e a de distimia foi de 1,8%. Portanto, nesse primeiro estudo populacional a utilizar critérios do DSM para diagnosticar transtorno distímico, 42% dos distímicos também apresentavam depressão maior e 28% dos pacientes com depressão maior referiam história de distimia.

Com base nos dados do ECA, Crum e colaboradores[22] constataram que 41% dos pacientes atendidos por clínicos gerais relatavam sintomas depressivos e que 3 a 5% desses pacientes desenvolveram depressão maior ou distimia em um ano. Esse achado ressalta a importância do treinamento de médicos generalistas na identificação de sintomas e no tratamento de quadros depressivos.

Perfil sintomatológico

Em relatos de valor histórico, os pacientes distímicos foram descritos como "aristocratas do sofrer", devido à presença de uma disforia crônica e da postura arrogante de alguns.[23] Os primeiros estudos clínicos que tentaram distinguir depressão maior de distimia a descreviam como tendendo a ser mais subjetiva do que objetiva, além de não se apresentar claramente destacada do modo de ser habitual do paciente. Os sintomas somáticos, como alterações de apetite e libido, seriam menos frequentes, assim como agitação ou retardo psicomotor.[24] Sintomas do polo da mania comumente se confundem com distimia quando combinados com sintomas depressivos leves, constituindo o chamado estado misto depressivo,[25,26] que, apesar de validado em alguns estudos recentes, ainda não foi oficialmente incluído nos sistemas diagnósticos da CID-10 e do DSM-IV. A presença

> Em relatos de valor histórico, os pacientes distímicos foram descritos como "aristocratas do sofrer", devido à presença de uma disforia crônica e da postura arrogante de alguns.[23]

de disforia (tensão interna, irritabilidade, comportamento agressivo e hostilidade),[27] aceleração de pensamentos e distraibilidade deve alertar o clínico para a suspeita de que não se trata mais de um quadro depressivo "puro".[28] Cabe ressaltar que o diagnóstico de distimia não pode ser feito na presença de

> O diagnóstico de distimia não pode ser feito na presença de outros sintomas maníacos, por exemplo, grandiosidade, aumento da atividade e da impulsividade.

outros sintomas maníacos, por exemplo, grandiosidade, aumento da atividade (no trabalho, na escola, em casa) e da impulsividade (aumento de compras/presentes, aumento da libido, etc.).

Um estudo de campo dos transtornos do humor para o DSM-IV procurou definir os sintomas mais frequentes da distimia, avaliando 524 deprimidos.[29] Os autores sugeriram que a validade de conteúdo dos critérios sintomatológicos da distimia do DSM-III-R poderia ser enfatizada por meio de sintomas cognitivos e sociomotivacionais, mas consideravam improvável que aperfeiçoariam a distinção entre distimia e depressão maior. Os resultados preliminares foram apresentados por Keller[29] e replicados por Klein,[30] que descreveu apenas pacientes com distimia pura, excluindo os que tiveram episódio depressivo superposto.

Em ambos os estudos, os sintomas vegetativos e psicomotores foram menos frequentes que os sintomas cognitivos e motivacionais, mas atualmente não se considera mais válida a distinção de distimia e depressão maior quanto à sintomatologia. À época, esses autores consideravam que os seguintes sintomas apresentavam poder de discriminação, em ordem decrescente: perda de interesse ou prazer, diminuição de peso ou apetite, indecisão e dificuldade de concentração, diminuição global da atividade, *minusvalia,* piora matinal, sensação de incapacidade, baixa energia e fatigabilidade, desesperança, diminuição da fala e retração social. Todos esses sintomas foram mais frequentes em pacientes com episódio depressivo do que em distímicos, embora apareçam também nestes últimos.[29] O que de fato foi conclusivo é que não havia diferenças qualitativas entre sintomas de distimia e de episódios depressivos. Na coorte de Zurique, em que foram separados os deprimidos crônicos dos episódicos, não houve diferença significativa na frequência da maioria dos sintomas depressivos investigados entre os 27 e os 40 anos de idade da amostra.[15] Contudo, os crônicos relataram mais distúrbios de memória, sentimentos de inferioridade, perda de esperança, medo de tarefas do dia a dia, medo de ficar sozinho e pensamentos de morte. O risco de suicídio, entretanto, não esteve significativamente aumentado na distimia, mas sim na depressão recorrente.[31]

Estudos da década de 1990 validaram a distimia como um transtorno do humor, distinguindo-a de um transtorno da personalidade, com base em estudos clínicos, polissonográficos e história familiar, na medida em que compartilhava características da depressão maior.[32] Essa inclusão foi de fundamental importância, pois permitiu que os distímicos recebessem tratamento farmacológico, e não apenas psicossocial, melhorando seu prognóstico. A seguir encontra-se uma sucinta descrição dos aspectos relacionados à história da validação da distimia como entidade clínica.

As tentativas de validação em psiquiatria, em geral, incluem a presença de marcadores biológicos e sua relação com os quadros clínicos. Em relação à distimia, demonstrou-se que os distímicos de início precoce, quando comparados aos distímicos de início tardio, tinham maior frequência de supressão no teste de supressão pela dexametasona e maior frequência de respostas achatadas de TSH (do inglês, *thyroid-stimulating hormone*, i.e, hormônio estimulante da tireoide), quando estimulado pelo TRH (do inglês, *thyrotropin-releasing hormone*, i.e., hormônio liberador de tirotrofina). Esses testes foram realizados durante um período de depressão maior superposta à distimia.[8] Os dados mais consistentes foram obtidos comparando-se distímicos e deprimidos crônicos quanto à latência de sono REM (do inglês, *rapid eye movement*, i.e., movimento rápido dos olhos) e flutuações circadianas. Ambos os grupos apresentaram anormalidades semelhantes.[33]

Akiskal[32] resumiu as evidências mais robustas da validade da distimia como:

- maior prevalência familiar de transtornos afetivos;
- alterações biológicas, como sono REM, teste de TRH e variações circadianas de sintomas;
- presença de episódios depressivos ao longo da distimia;
- resposta à privação de sono e antidepressivos;
- hipomania induzida por tratamento.

Tais aspectos não diferem dos encontrados na depressão maior, demonstrando a natureza patológica de sintomas depressivos crônicos, ainda que de leve intensidade. Entretanto, para que um diagnóstico seja considerado válido também é preciso determinar sua estabilidade ao longo do tempo, ou seja, se ele persiste em sucessivas avaliações. O primeiro estudo longitudinal prospectivo foi o de Zurique,[18] mencionado anteriormente.[15] Na primeira avaliação, após 10 anos, a estabilidade do diagnóstico de distimia foi baixa, embora apresentasse valor preditivo em relação a outros transtornos do humor. Além disso, não houve diferenças na prevalência de transtornos do humor em familiares de pacientes distímicos, quando comparados àqueles com depressão maior e transtorno depressivo breve recorrente.[18] Klein e colaboradores concluíram que as características mencionadas para a validação incluíam a distimia dentro dos transtornos do humor, separando-a dos transtornos da

> Para que um diagnóstico seja considerado válido também é preciso determinar sua estabilidade ao longo do tempo, ou seja, se ele persiste em sucessivas avaliações.

personalidade; porém, da depressão maior, a distimia se distingue com base em seu curso.[34]

CURSO

A literatura mais recente acerca da distimia traz resultados sobre três estudos prospectivos avaliando o curso desse transtorno, sendo dois na população geral[15,20] e um estudo clínico.[17] Embora havendo início tardio, a forma mais característica da distimia é aquela que se inicia insidiosamente na infância ou adolescência e se mantém sintomática, sem períodos muitos longos de remissão, com sintomatologia de intensidade variável.

Mais de 95% dos pacientes com distimia terão pelo menos um episódio depressivo ao longo de suas vidas, e a maior parte dos autores não encontrou distinção clínica entre distimia e depressão maior. A tendência dos indivíduos de apresentar ao longo do tempo diferentes subtipos depressivos (maior, menor, distímico e subsindrômico) levantou questionamentos acerca das diferenças entre distimia e depressão maior.[17,34,35] No estudo NEMESIS, 225 sujeitos com depressão maior foram comparados a 62 distímicos e 113 portadores de depressão dupla (DD) no tempo zero e depois de 1 e 3 anos (Tabela 3.2).[20] Os grupos não diferiram em termos de história familiar de transtornos do humor, mas distímicos e DDs tiveram mais comorbidades com transtornos de ansiedade e menor frequência de episódio depressivo prévio, em comparação a DM, além de maior predomínio do sexo feminino e nível educacional mais baixo. Ambos os grupos crônicos relataram mais problemas na infância, níveis maiores de neuroticismo e menor desempenho funcional. Após um ano, 60,8% do total não apresentavam mais qualquer tipo de depressão, sendo 70,9% dos DM, 50% dos distímicos e 46,4% dos DD. Sujeitos com DM tiveram taxas de remissão após três anos (77,6%) significativamente maiores do que distímicos (70,8%) e sujeitos com DD (69,1%). O risco de recorrência nos três anos foi 2,32 a 2,4 vezes maior em distímicos e DD do que na depressão maior, e os autores concluíram que ambos os grupos crônicos apresentavam curso semelhante e significativamente pior do que o da depressão maior. O fato de as idades médias dos indivíduos com DD e distimia serem significativamente maiores (41,8 e 45,7 anos, respectivamente) do que as daqueles com DM (38,5 anos) contraria a necessidade de se continuar distinguindo distimia de início precoce e tardio.

A conclusão de que a cronicidade é o principal fator na diferenciação dos subtipos depressivos foi investigada no estudo de Zurique, em que se compararam controles normais (n = 183) com deprimidos crônicos (n = 55) e pessoas com depressão episódica (n = 112) e depressão menor (n = 75), este último grupo representando deprimidos leves sem curso crônico.[15] O grupo crônico consistia de quase 50% com depressão dupla ou tripla (DM

+ distimia + depressão menor no decorrer da evolução), 71% de casos com DM e 75% com distimia. Transtornos do humor unipolares e bipolares, bem como os subtipos melancólico e atípico, distribuíram-se aleatoriamente nos três grupos, inclusive nos deprimidos leves.

Estudos na população geral permitem investigar deprimidos que buscam ou não tratamento e cuja gravidade tende a ser menor. Estudos clínicos caracterizam pacientes que procuram auxílio médico e, nesse sentido, a principal amostra estudada foi a de distímicos (n = 82) com (n = 46) ou sem depressão dupla (n = 36) do grupo de Klein e colaboradores,[17] avaliada durante 10 anos e comparada a 40 deprimidos não crônicos. Os resultados descritos estendem os publicados anteriormente após cinco anos de avaliação.[34] Nesse período, apenas metade dos pacientes havia se recuperado da distimia, e 45% recidivaram. Os distímicos mantiveram-se sintomáticos a maior parte do tempo, apresentaram pior desempenho funcional, maior risco de suicídio (um paciente suicidou-se e 19% tentaram suicídio, contra zero do grupo episódico) e de internações psiquiátricas (22,4 *versus* 2,7%) do que os deprimidos episódicos. Somente 50% dos pacientes receberam tratamento antidepressivo, mas apenas 25 (após três anos) e 30% (após cinco anos) em doses adequadas.

Em contrapartida, Haykal e Akiskal[36] compararam 42 distímicos e 42 deprimidos episódicos tratados em consultório e verificaram que os primeiros tinham idade de início significativamente menor (12,6 *versus* 34 anos), maior probabilidade de não serem casados, maior frequência de episódios depressivos superpostos, maior taxa de comorbidade psiquiátrica e maiores taxas de história familiar de transtornos unipolares e bipolares do humor. Ainda com relação aos distímicos, 12% ciclaram para (hipo)mania, principalmente os do sexo masculino com história familiar de TB. Entretanto, foram submetidos a tratamentos contínuos adequados, e 76% mantiveram resposta terapêutica, prevenindo episódios depressivos e risco de suicídio. Segundo os autores, as principais mudanças comportamentais observadas foram a possibilidade de sair de relacionamentos abusivos dependentes e passar a lidar com as dificuldades do dia a dia sem se desgastar. No entanto, quando o tratamento farmacológico não é controlado e incisivo, os pacientes não apresentam evoluções benignas, como revelam os achados da continuação do estudo prospectivo de Klein e colaboradores.[17]

> Quando o tratamento farmacológico não é controlado e incisivo, os pacientes não apresentam evoluções benignas.

Depois de 10 anos, 5% de ambos os grupos (crônicos e não crônicos) foram excluídos da análise por ciclagem para mania ou hipomania.[17] Ao longo do seguimento, 95,1% dos distímicos desenvolveram depressão maior; nos últimos cinco anos, 84,1% dos distímicos e 71,1% dos DM tiveram episódio de DM, sendo que 69,5% se recuperaram da distimia e, destes, 54,7% recaíram em novo episódio distímico. A taxa de recidiva da distimia atingiu 71,4%, e o tempo médio entre recuperação e recorrência foi de 68 meses. O risco máximo ocorreu nos primeiros três anos e declinou substancialmente após seis anos, chegando a 80%, maior do que o de pacientes com DD (53,6%), mas sem atingir significância estatística. A natureza das recaídas crônicas variou de intensidades sindrômicas a subsindrômicas ao longo dos anos. Sujeitos com DM recuperaram-se mais acentuada e rapidamente do que pacientes com distimia e DD, que persistiram sindromicamente deprimidos por mais tempo; os crônicos, porém, não diferiram entre si. Ao comparar a estabilidade diagnóstica de depressão crônica e não crônica, o risco de distímicos apresentarem um curso depressivo crônico foi 14 vezes maior do que de apresentarem um curso não crônico, e o risco de apresentar curso não crônico foi 12 vezes maior em deprimidos não crônicos.

Essa pesquisa concluiu que o distúrbio distímico apresenta curso protraído e taxas elevadas de recorrência, mas as manifestações sintomatológicas são de intensidade variável entre os pacientes, que exibem diversas formas de depressão crônica do DSM-IV. Desse modo, não representam categorias distintas entre si, ao passo que a diferenciação entre depressão crônica e não crônica manteve-se relativamente estável no decorrer dos anos.[17]

Distimia na infância

A distimia ocorre em 0,6 a 4,6% das crianças e 1,6 a 8,0% dos adolescentes.[37] Apesar de os sintomas serem menos graves do que os observados na depressão, a distimia de início na infância caracteriza-se pela persistência e cronicidade do humor depressivo ou irritável, durante 3 a 4 anos em média. Além disso, seu prognóstico é pior do que o da depressão maior e cerca de 50% dos indivíduos apresentam comorbidades. Sintomas depressivos de longa duração aparentemente são responsáveis por deficiência do treinamento de habilidades sociais, no desempenho psicossocial e, consequentemente, na vida profissional. Esses aspectos, por sua vez, provavelmente contribuem para um maior risco de recidivas da depressão maior. O primeiro episódio de depressão maior ocorre 2 a 3 anos após o início da distimia, sugerindo que seja um dos desencadeantes de transtornos do humor recorrentes.

Conforme assinalado na apresentação dos critérios diagnósticos, a distimia na infância (período em que frequentemente tem seu início) possui particularidades sintomatológicas em relação à sua apresentação na idade adulta. O trabalho de Kovacs e colaboradores[38] ilustrou tais aspectos, vistos a seguir, embora este livro tenha como foco a distimia no adulto.

Nesse estudo de 55 distímicos e 60 pacientes com episódio depressivo (média de 11 anos de idade), a distribuição de sintomas deu-se de acordo com os dados apresentados na Tabela 3.4.

No sentido de investigar a validade discriminativa da distimia em relação à depressão maior nos jovens, Goodman e colaboradores[39] realizaram

TABELA 3.4 Sintoms de depresão e distimia em crianças e adolescentes

Sintoma	Distimia (%)	Episódio depressivo (%)
Depressão	92	80
Não se sente amado	56	49
Não tem amigos	42	40
Irritabilidade	56	71
Raiva	64	62
Autodepreciação	56	64
Anedonia	6	71*
Culpa	14	31
Retração social	8	53*
Prejuízo de concentração	42	67*
Desejos de morte	17	42*
Insônia	22	64*
Diminuição de apetite	6	47*
Fatigabilidade	22	64*
Irascível	44	29
Pessimismo/desesperança	36	42
Ideação suicida	17	22
Hipersonia	11	22
Aumento de apetite	17	13
Aumento de energia	8	9
Queixas somáticas	36	67*
Ansiedade generalizada	29	43
Ansiedade de separação	36	40
Desobediência	58	43
Brigas físicas	19	20
Mentiras	14	22

* Diferença estatisticamente significativa; características sintomatológicas da distimia em crianças se assemelham às dos adultos quanto à maior frequência de sintomas cognitivos e sociomotivacionais em relação aos vegetativos e endogenomorfos.
Fonte: Knovacs e colaboradores[38]

entrevistas com 1.285 pares pais-crianças (9 a 17 anos) de quatro cidades dos Estados Unidos. Jovens com depressão maior, distimia ou a combinação de ambas não apresentaram diferenças significativas quanto a variáveis sociodemográficas, clínicas ou familiares, nem a eventos estressantes da vida. Contudo, o grupo com depressão dupla foi menos competente e mais comprometido do que os demais. Como era previsto, não foi possível encontrar diferenças entre distímicos e deprimidos, destacando-se a necessidade de uma abordagem específica para o grupo mais grave, por comprometer os processos de desenvolvimento normais.

Distimia na terceira idade

Apesar das síndromes depressivas serem comuns em pacientes mais velhos, a prevalência da distimia nos idosos é menor do que em sujeitos mais jovens,[40] possivelmente devido à falta de especificidade dos critérios operacionais do DSM-IV para a população de adultos mais idosos. Fatores característicos dessa população podem dificultar o diagnóstico e o diagnóstico diferencial, como a presença de comorbidades médicas gerais, distúrbios cognitivos e transtornos como déficits de cognição, além de eventos de vida adversos, como luto. Todos esses aspectos devem ser levados em consideração na avaliação da distimia no idoso, cujas características são influenciadas pelas dificuldades assinaladas.

Comparando 211 idosos com depressão maior e 159 com distimia de início tardio (maior ou igual a 60 anos), Devanand e colaboradores[41] verificaram que estes apresentavam mais risco de doenças cardiovasculares que os distímicos de início mais precoce, mas não havia tal diferença entre os deprimidos. Nos idosos distímicos ou com depresão maior, as taxas de doenças cardiovasculares, transtornos ansiosos e história familiar de transtonrnos do humor foram semelhantes, e os autores concluíram que se trata da mesma condição de um *continuum*. Aparentemente as doenças cardiovasculares atuam como parte da etiologia da distimia do idoso. No entanto, apesar de deprimidos de início precoce e tardio terem apresentado a mesma prevalência de transtornos ansiosos, estes foram significativamente mais frequentes em distímicos de início precoce do que nos de início tardio. Portanto a maior parte dos idosos distímicos não foram pacientes que tiveram distimia na juventude e envelheceram com o transtorno.

CONCLUSÃO

A distimia é uma doença com consequências graves para o paciente, seus familiares e para a sociedade, que é pouco diagnosticada e inadequadamente tratada, a despeito de sua prevalência significativamente elevada. Antecede episódios depressivos, que se associam em mais de 95% dos pacientes, fornecendo uma excelente oportunidade de intervenção preventiva em psiquiatria. Atualmente se sabe que a distimia não se diferencia sintomatologicamente da depressão maior, mas distingue-se pela cronicidade.

Por ser crônica e de leve intensidade, cursa com prejuízos nas esferas afetiva, social e profissional. Deve ser diferenciada de características de personalidade, de transtornos do espectro bipolar e ser identificada como problema médico-psiquiátrico, passível de tratamento.

REFERÊNCIAS

1. Organização Mundial da Saúde. Classificação de Transtornos Mentais e de Comportamento da CID-10. 10. ed. Porto Alegre: Artes Médicas; 1993.

2. American Psychiatric Association. Diagnostic and statistical manual of mental disorders: DSM-IV-TR. 4. ed. Washington (DC): American Psychiatric Association; 2000.
3. Kessler RC, Berglund P, Demler O, Jin R, Merikangas KR, Walters EE. Lifetime prevalence and age-of-onset distributions of DSM-IV disorders in the National Comorbidity Survey Replication. Arch Gen Psychiatry 2005 Jun;62(6): 593-602.
4. Andrade L, Walters EE, Gentil V, Laurenti R. Prevalence of ICD-10 mental disorders in a catchment area in the city of São Paulo, Brazil. Soc Psychiatry Psychiatr Epidemiol. 2002 Jul;37(7):316-25.
5. Weissman MM, Leaf PJ, Holzer CE 3rd, Myers JK, Tischler GL. The epidemiology of depression: an update on sex differences in rates. J Affect Disord. 1984 Dec;7(3-4): 179-88.
6. Weissman MM, Leaf PJ, Tischler GL, Blazer DG, Karno M, Bruce ML et al. Affective disorders in five United States communities. Psychol Med. 1988 Feb;18(1):141-53.
7. Kessler RC, McGonagle KA, Zao S, Nelson CB, Hughes M, Eshleman S, et al. Lifetime and 12-month prevalence of DSM-III-R psychiatric disorders in the United states: results from National Comorbidity Survey. Arch Gen Psychiatry. 1994 Jan;51(1):8-19.
8 .Szádóczky E, Papp Z, Vitrai J, Ríhmer Z, Füredi J. The prevalence of major depressive and bipolar disorders in Hungary: results from a national epidemiologic survey. J Affect Disord. 1998 Sept;50(2-3):153-62.
9. Bijl RV, Ravelli A, van Zessen G. Prevalence of psychiatric disorder in the general population: results of The Netherlands Mental Health Survey and Incidence Study (NEMESIS). Soc Psychiatry Psychiatr Epidemiol. 1998 Dec;33(12):587-95.
10. Ten Have M, Vollebergh W, Bijl R, Nolen WA. Bipolar disorder in the general population in the Netherlands (prevalence, consequences and care utilisation): results from the Netherlands Mental health survey and incidence study (NEMESIS). J Affect Disord. 2002 Apr;68(2-3):203-13.
11. Jonas BS, Brosy D, Roper M, Narrow WE. Prevalence of mood disorders in a national sample of young American adults. Soc Psychiatry Psychiatr Epidemiol. 2003 Nov;38(11):618-24.
12. Grant BF, Hasin DS, Stinson FS, Dawson DA, June Ruan W, Goldstein RB, et al. Prevalence, correlates, co-morbidity, and comparative disability of DSM-IV generalized anxiety disorder in the USA: results from the National Epidemiologic Survey on Alcohol and Related Conditions. Psychol Med. 2005 Dec;35(12):1747-59. Epub 2005 Oct 5.
13. Moreno DH. Prevalência e características do espectro bipolar em uma amostra populacional definida da cidade de São Paulo [tese]. São Paulo, 2004.
14. Moreno DH, Andrade LH. The lifetime prevalence, health services utilization and risk of suicide in bipolar spectrum subjects, including subthreshold categories in the São Paulo ECA study. J Affect Disord. 2005 Aug;87(2-3):231-41.
15. Angst J, Gamma A, Rössler W, Aidacic V, Klein DN. Long-term depression versus episodic major depression: results from the prospective Zurich study of a community sample. J Affect Disord. 2009 May;115(1-2):112-21.
16. Angst J, Gamma A, Benazzi F, Ajdacic V, Eich D, Rössler W. Toward a re-definition of subthreshold bipolarity: epidemiology and proposed criteria for bipolar-II, minor bipolar disorders and hypomania. J Affect Disord. 2003 Jan;73(1-2):133-46.
17. Klein DN, Shankman SA, Rose S. Ten-year prospective follow-up study of the naturalistic course of dysthymic disorder and double depression. Am J Psychiatry. 2006 May;163(5):872-80.
18. Angst J. How recurrent and predictable is depressive illness? In: Montgomery AS, Roullion F, editors. Long-term treatment of depression. perspectives in psychiatry. Chichester: Wiley; 1992.

19. Universidade de São Paulo. Hospital das Clínicas da Faculdade de Medicina da USP. Instituto de Psiquiatria [homepage na Internet]. São Paulo: USP, c2007 [Acesso em 2009 set 15]. Disponível em: http://www.hcnet.usp.br/ipq/.
20. Rhebergen D, Beekman AT, Graaf RD, Nolen WA, Spijker J, Hoogendijk WJ, et al. The three-year naturalistic course of major depressive disorder, dysthymic disorder and double depression. J Affect Disord. 2009 Jun;115(3):450-9.
21. Keller MB, Shapiro RW. Double depression: superimposition of acute depressive episodes on chronic depressive disorders. Am J Psychiatry. 1982;139:438-42.
22. Crum RM, Cooper-Patrick L, Ford DE. Depressive symptoms among general medical patients: prevalence and one-year outcome. Psychosom Med. 1994 Mar-Apr;56(2):109-17.
23. Bougerol T, Lançon C, Scotto JC. Depressive neuroses in dysthymia: evolution of the concept. Ann Med Psychol (Paris). 1995 May;153(3):216-9.
24. Freeman HL. Historical and nosological aspects of dysthymia. Acta Psychiatr Scand. 1994;89(suppl 383):7-11.
25. Benazzi F, Akiskal HS. Delineating bipolar II mixed states in the Ravenna-San Diego collaborative study: the relative prevalence and diagnostic significance of hypomanic features during major depressive episodes. J Affect Disord. 2001 Dec;67(1-3):115-22.
26. Benazzi F. Bipolar disorder--focus on bipolar II disorder and mixed depression. Lancet. 2007 Mar;369(9565):935-45.
27. Bertschy G, Gervasoni N, Favre S, Liberek C, Ragama-Pardos E, Aubry JM, et al. Frequency of dysphoria and mixed states. Psychopathology. 2008;41(3):187-93.
28. Goldberg JF, Perlis RH, Bowden CL, Thase ME, Miklowitz DJ, Marangell LB, et al. Manic symptoms during depressive episodes in 1,380 patients with bipolar disorder: findings from the STEP-BD. Am J Psychiatry. 2009 Feb;166(2):173-81.
29. Keller MB, Klein DN, Hirschfeld RM, Kocsis JH, McCullough JP, Miller I, et al. Results of the DSM-IV mood disorders field trial. Am J Psychiatry. 1995 Jun;152(6):843-9.
30. Klein DN, Kocsis JH, McCullough JP, Holzer CE 3rd, Hirschfeld RM, Keller MB. Symptomatology in dysthymic and major depressive disorder. Psychiatr Clin North Am. 1996 Mar;19(1):41-53.
31. Witte TK, Timmons KA, Fink E, Smith AR, Joiner TE. Do major depressive disorder and dysthymic disorder confer differential risk for suicide? J Affect Disord. 2009 May;115(1-2):69-78.
32. Akiskal HS. Dysthymia: clinical and external validity. Acta Psychiatr Scand Suppl. 1994;383:19-23.
33. The WPA Dysthymia Working Group. Dysthymia in clinical practice. Br J Psychiatry. 1995 Feb;166(2):174-83.
34. Klein DN, Schwartz JE, Rose S, Leader JB. Five-year course and outcome of dysthymic disorder: a prospective, naturalistic follow-up study. Am J Psychiatry. 2000 Jun;157(6):931-9.
35. Judd LL, Rapaport MH, Schettler PJ, Yonkers KA, Thase ME, Kupfer DJ, et al. A descriptive analysis of minor depression. Am J Psychiatry. 2002 Apr;159(4):637-43.
36. Haykal RF, Akiskal HS. The long-term outcome of dysthymia in private practice: clinical features, temperament, and the art of management. J Clin Psychiatry. 1999 Aug;60(8):508-18.
37. Nobile M, Cataldo GM, Marino C, Molteni M. Diagnosis and treatment of dysthymia in children and adolescents. CNS Drugs. 2003;17(13):927-46.
38. Kovacs M, Akiskal HS, Gatsonis C, Parrone PL. Childhood-onset dysthymic disorder: clinical features and prospective naturalistic outcome. Arch Gen Psychiatry. 1994 May;51(5):365-74.

39. Goodman SH, Schwab-Stone M, Lahey BB, Shaffer D, Jensen PS. Major depression and dysthymia in children and adolescents: discriminant validity and differential consequences in a community sample. J Am Acad Child Adolesc Psychiatry. 2000 Jun;39(6):761-70.
40. Bellino S, Bogetto F, Vaschetto P, Ziero S, Ravizza L. Recognition and treatment of dysthymia in elderly patients. Drugs Aging. 2000 Feb;16(2):107-21.
41. Devanand DP, Adorno E, Cheng J, Burt T, Pelton GH, Roose SP, et al. Late onset dysthymic disorder and major depression differ from early onset dysthymic disorder and major depression in elderly outpatients. J Affect Disord. 2004 Mar;78(3):259-67.

LEITURAS RECOMENDADAS

American Psychiatric Association. Diagnostic and statistical manual of mental disorders: DSM-III-R. 3. ed. revised. Washington (DC): American Psychiatric Association; 1987.

Benazzi F. Reviewing the diagnostic validity and utility of mixed depression (depressive mixed states). Eur Psychiatry. 2008 Jan;23(1):40-8.

Keller MB, Shapiro RW. Double depression: superimposition of acute depressive episodes on chronic depressive disorders. Am J Psychiatry. 1982 Apr;139(4):438-42.

4
Desfechos físicos, psicológicos e sociais

Luis Felipe de Oliveira Costa
Mireia C. Roso

A condição clínica hoje conhecida como distimia é descrita por Kraepelin em indivíduos com temperamento depressivo: pessoas que não encontram completa satisfação no trabalho e na vida pessoal. Pelo contrário, enxergam somente "o lado negativo de tudo".[1]

A distimia é um transtorno sério, de modo geral, com uma prevalência durante a vida estimada em 2 a 5%. Caracteriza-se por ser altamente debilitante e associada, comumente, a comorbidades psiquiátricas e clínicas.[2]

> A distimia é um transtorno sério, de modo geral, com uma prevalência durante a vida estimada em 2 a 5%. Caracteriza-se por ser altamente debilitante e associada, comumente, a comorbidades psiquiátricas e clínicas.[2]

O desfecho de um quadro distímico implica, muitas vezes, alterações no funcionamento social e ocupacional. Rapaport e colaboradores[3] verificaram maior prevalência de indivíduos solteiros e com vida produtiva prejudicada entre os portadores de distimia, sugerindo que essas dificuldades interpessoais e vocacionais podem ser decorrentes de sua sintomatologia.

Estudos realizados em diferentes comunidades confirmam que a "depressão crônica", tratada ou não, implica altos níveis de morbidade psicológica e física.[2] Mesmo após a terapêutica ser instituída (e haver resposta), sintomas importantes e padrões comportamentais disfuncionais podem persistir, entre eles: afastamento social, baixa autoestima, negativismo, perda da motivação, anedonia (falta de prazer nas atividades usuais), mau humor e irritabilidade. Não seria difícil, portanto, imaginar que viver no mínimo dois anos nessas condições não é tarefa fácil.

Em artigo publicado em 2008, Subodh descreve um estudo no qual comparou as disfunções presentes na distimia em pacientes com depressão recorrente (DR) e em sujeitos sem diagnóstico de depressão (controles): os distímicos apresentaram resultados significativamente piores de qualidade de vida, ajustamento interpessoal e disfunção social.

Uma das áreas mais comprometidas pelos sintomas da distimia é o relacionamento interpessoal, especialmente o amoroso. Não há dúvidas de que a distimia implica maior número de separações.[4] Por esse motivo, o estudo de Subodh utilizou sujeitos casados que, ainda assim, apresentaram resultados piores no ajustamento interpessoal e na qualidade de vida do que os sujeitos hipertensos e diabéticos sem depressão utilizados como controles. A severidade da depressão e a duração da doença foram determinantes no impacto social negativo, tanto na DR como na distimia.

A IMPORTÂNCIA DO DIAGNÓSTICO PRECOCE

Os achados de Subodh descritos anteriormente, junto com estudos prévios, contrariam a impressão errônea de que estados depressivos menos intensos não produzem sequelas sociais.

Subestimar a gravidade dos sintomas distímicos e sua interferência no funcionamento global e prejuízo social do paciente leva a um contingente cada vez maior de distímicos não tratados. Por sua vez, a literatura demonstra que o diagnóstico precoce e o tratamento adequado levam à melhora de escores em escalas de qualidade de vida, assim como a um funcionamento global sensivelmente melhor.[4]

A relutância em realizar o diagnóstico precoce reflete-se na disparidade dos índices de prevalência disponíveis. No estudo de Andrade e colaboradores,[5] a prevalência de distimia estimada na população brasileira foi de 4,3%. Mais recentemente, Avrichir e Elkis[1] encontraram uma prevalência de cerca de 27,1% em pacientes psiquiátricos brasileiros, similar à encontrada por estudos prévios na literatura.

A prevalência de uma doença é diretamente determinada por sua natureza, cronicidade e tipo de evolução. Sabe-se que nas depressões crônicas, em geral, os índices de recuperação giram em torno de 39%, enquanto a recuperação de um episódio depressivo agudo chega a 97%. Considerando-se a distimia como uma doença crônica e altamente comórbida, espera-se alta prevalência, especialmente em populações psiquiátricas, fato que deve ser levado em consideração no momento do diagnóstico. Altas taxas de comorbidade, no entanto, não significam que a distimia deva ser considerada um diagnósti-

> **Altas taxas de comorbidade não significam que a distimia deva ser considerada um diagnóstico secundário, tampouco um transtorno da personalidade, erro que também ocorre com frequência.**

co secundário, tampouco um transtorno da personalidade, erro que também ocorre com frequência.[6]

SEQUELAS RELACIONADAS À CRONICIDADE NA DISTIMIA

A distimia inicia relativamente cedo na vida do paciente. Os primeiros sintomas geralmente se manifestam na adolescência ou no início da idade adulta, quando a produtividade e os relacionamentos afetivos encontram-se em "pleno vapor". Entretanto, se não for adequadamente diagnosticada e tratada, pode resultar em graves consequências para a vida dos pacientes.

> Os primeiros sintomas geralmente se manifestam na adolescência ou no início da idade adulta, quando a produtividade e os relacionamentos afetivos encontram-se em "pleno vapor".

Segundo Klein e colaboradores,[7] indivíduos com distimia acabam "acumulando" sintomas ao longo do tempo, apresentam maiores taxas de tentativas de suicídio, de hospitalizações e de disfunções sócio-psico-ocupacionais, quando comparados à população portadora de episódio depressivo maior.

Como a distimia é uma doença "menos intensa", o risco de suicídio entre distímicos deveria ser menor do que em pacientes com diagnóstico de depressão maior (TDM); no entanto, em função de seu curso relativamente longo e de sua cronicidade, esse risco pode ser aumentado.

Até 1986, as taxas de suicídio ao longo da vida eram maiores no TDM do que na distimia. Deve-se lembrar, porém, que a definição de distimia sofreu mudanças das edições do *Manual diagnóstico e estatístico de transtornos mentais* de 1980 (DSM-III) e 1994 (DSM-IV).

Witte e colaboradores[8] verificaram especificamente a diferença do risco de suicídio entre TDM e distimia. Os autores encontraram um risco significativamente aumentado nos pacientes com episódios recorrentes de TDM. No entanto, sabe-se que a distimia pode preceder, como um estágio inicial, em alguns casos, o próprio TDM, especialmente o que se apresenta de maneira recorrente. Dessa forma, o risco maior de suicídio nesse grupo poderia ser atribuído a uma possível sobreposição das duas formas clínicas de depressão.

DISTIMIA E ABUSO DE ÁLCOOL E DROGAS

A comorbidade entre transtornos do humor e dependência de álcool e drogas já é bem estabelecida.[9] Indivíduos dependentes de álcool têm quatro vezes mais chance de serem portadores de transtornos do humor quando comparados aos não dependentes, e,

> Indivíduos dependentes de álcool têm quatro vezes mais chance de serem portadores de transtornos do humor quando comparados aos não dependentes.

nos casos em que a depressão está associada à dependência de substâncias, encontram-se maiores taxas de abandono de tratamento e pior prognóstico.[10] Além disso, essa comorbidade parece ser responsável por práticas de alto risco entre dependentes, por exemplo, injeções endovenosas, uso contínuo de drogas e recaídas frequentes.[11]

O curso prolongado e a severidade da distimia poderiam estar associados a uma maior procura por álcool e drogas como forma de aliviar os sintomas, e, nesses casos, a comorbidade poderia ser mais frequente. Entretanto, faltam estudos pormenorizados que caracterizem os subtipos clínicos da depressão e sua associação com o uso de substâncias. Sabe-se, porém, que o desfecho naturalístico da distimia (não tratada) é grave e não seria absurdo imaginar uma frequência maior nessa associação.

FATORES PREDITORES NA DISTIMIA: PREVENÇÃO

> A identificação de fatores preditores nos diversos transtornos psiquiátricos é fundamental para a abordagem preventiva e o correto planejamento terapêutico.

A identificação de fatores preditores nos diversos transtornos psiquiátricos é fundamental para a abordagem preventiva e o correto planejamento terapêutico. Klein e colaboradores,[12] em um estudo de seguimento (10 anos) com pacientes distímicos, identificaram seis variáveis preditoras de depressão: idade avançada, baixo nível educacional, transtorno de ansiedade concomitante, genética familiar para depressão crônica, prejuízo do exercício de funções maternas e história de abuso sexual na infância. A associação entre distimia e TDM presente por longo período foi o fator mais associado a grandes prejuízos funcionais nesses pacientes.

A presença de doenças crônicas, não psiquiátricas, também está associada ao desenvolvimento de quadros depressivos.[12] É provável que doenças físicas, especialmente as que representam ameaça à vida, desencadeiem pensamentos e crenças negativas que funcionam como gatilhos para um quadro depressivo em indivíduos vulneráveis.

A distimia também pode ser parte ou componente de um complexo caminho que determina o início da depressão, e os mecanismos podem ser genéticos ou não. Na distimia, por ser tão complexa, não é infrequente que um paciente apresente, durante a consulta, sintomas e queixas que se misturam, como o estresse emocional e o humor disfórico.[13]

CONCLUSÃO

As considerações acerca dos desfechos da distimia devem fazer parte do planejamento terapêutico. Não há dúvidas de que o tratamento desses pacientes deve ser multidimensional, ou seja, deve-se utilizar a terapêutica farmacológica, já bem estabelecida, aliada a abordagens psicoterápicas de eficácia comprovada, como a terapia cognitivo-comportamental e interpessoal. Outras abordagens ainda se encontram em estudo, como a psicoterapia psicodramática.

Além disso, a psicoeducação do paciente e de sua família a respeito do quadro clínico e do tratamento é fundamental, a fim de aumentar a adesão ao tratamento, melhorar o prognóstico e diminuir as possíveis sequelas físicas e psicossociais descritas ao longo deste capítulo.

REFERÊNCIAS

1. Avrichir BS, Elkis H. Prevalence and underrecognition of dysthymia among psychiatric outpatients in São Paulo, Brazil. J Affect Disord. 2002;69(1-3):193-9.
2. Kocsis JH, Schatzberg A, Rush AJ, Klein DN, Howland R, Gniwesch L, et al. Psychosocial outcomes following long-term, double-blind treatment of chronic depression with sertraline vs placebo. Arch Gen Psychiatry. 2002;59(8):723-8.
3. Rapaport MH, Judd LL, Schettler PJ, Yonkers KA, Thase ME, Kupfer DJ, et al. A descriptive analysis of minor depression. Am J Psychiatry. 2002 Apr;159(4):637-43.
4. Subodh BN, Avasthi A, Chakrabarti S. Psychosocial impact of dysthymia: a study among married patients. J Affect Disord. 2008 Jul;109(1-2):199-204.
5. Andrade LHGS, Gentil V, de Lolio CA, Laurenti R. Epidemiologia dos transtornos mentais em uma área definida de captação da cidade de São Paulo, Brasil. Rev Psiq Clín. 1999;26(5)257-61.
6. Akiskal HS, Judd LL, Gillin JC, Lemmi H. Subthreshold depressions: clinical and polysomnographic validation of dysthymic, residual and masked forms. J Affect Disord. 1998;45:53-63.
7. Klein DN, Schwartz JE, Rose S, Leader JB. Five-year course and outcome of dysthymic disorder: a prospective, naturalistic follow-up study. Am J Psychiatry 2000 Jun;157(6):931-9.
8. Witte TK, Timmons KA, Fink E, Smith AR, Joiner TE. Do major depressive disorder and dysthymic disorder confer differential risk for suicide? J Affect Disord. 2008 May;115(1-2):69-78.
9. Brienza RS, Stein MD, Chen MH, Gogenini A, Sobota M, Maksad J, et al. Depression among needle exchange program and methadone maintenance clients. J Subst Abuse Treat. 2000 Jun;18(4):331-7.
10. Rounsaville BJ, Weismann MM, Crits-Christoph K, Wilber C, Kleber H. Diagnosis and symptoms of depression in opiate addicts: course and relationship to treatment outcome. Arch Gen Psychiatry. 1982 Feb;39(2):151-6.
11. Stein MD, Solomon DA, Herman DS, Anderson BJ, Miller I. Depression severity and drug injection HIV risk behaviors. Am J Psychiatry. 2003 Sep;160(9):1659-62.
12. Klein DN, Shankman SA, Rose S. Dysthymic disorder and double depression: Prediction of 10-year course trajectories and outcomes. J Psychiatr Res. 2008 Apr;42(5):408-15.
13. Akiskal HS, Judd LL, Gillin JC, Lemmi H. Subthreshold depressions: clinical and polysomnographic validation of dysthymic, residual and masked forms. J Affect Disord. 1998;45:53-63.

5

Sua relação com outros quadros psiquiátricos

Ricardo Alberto Moreno
Márcio Gerhardt Soeiro de Souza
Rodolfo Nunes Campos

A distimia pode se apresentar de diversas maneiras ao longo do curso de vida dos pacientes: um evento primário diagnosticado, uma apresentação prodrômica ou residual de um episódio depressivo maior e, ainda, a manifestação inicial de um transtorno bipolar. Qualquer que seja sua história na vida dos pacientes, sempre se relaciona a um curso de evolução longo, aumentando as chances de coexistência com outras condições médicas. O conceito de comorbidade refere-se a qualquer entidade clínica (transtorno ou doença) distinta e adicional que exista ou possa ocorrer durante o curso clínico de uma determinada doença. Quando falamos de comorbidade, nos referimos à coocorrência de condições médicas ou transtornos associados a diferença no curso clínico e na resposta ao tratamento. Tomando como exemplo a distimia, seu prognóstico e a resposta ao tratamento serão diferentes em pacientes que apresentam somente distimia e naqueles em que ela cursa com, por exemplo, episódio depressivo maior associado ou comórbido, também conhecido como depressão dupla. A importância de se identificar a comorbidade clínica na distimia reside na possibilidade de prever o prognóstico e na necessidade de estabelecer estratégias diferenciadas de tratamento para cada uma das condições comórbidas.

> A importância de se identificar a comorbidade clínica na distimia reside na possibilidade de prever o prognóstico e na necessidade de estabelecer estratégias diferenciadas de tratamento.

COMORBIDADES NA DISTIMIA

Comparadas às depressões não crônicas, as depressões crônicas (o critério temporal de cronicidade é estar sintomático a maior parte dos dias por um período mínimo de dois anos e com prejuízo no funcionamento social ou no trabalho)[1] apresentam as seguintes características: início mais precoce, maior número de episódios, maior comorbidade com transtornos do Eixo I (transtornos clínicos) e do Eixo II (transtornos da personalidade), elevados níveis de neuroticismo, introversão e cognições depressivas, maior risco de suicídio e prejuízo funcional, maior adversidade e cuidados parentais mal-adaptativos, bem como elevadas taxas de transtornos do humor entre os pais (revisado por Angst).[2] Os pacientes demoram a procurar tratamento por entenderem que o transtorno faz parte do seu "modo de ser" e não o reconhecem como um problema médico passível de tratamento. No entanto, devido à superposição de sintomas, a distimia passa muitas vezes despercebida pelo clínico, mascarada pelo transtorno comórbido, levando a falsos diagnósticos e falhas no tratamento.

> Os pacientes demoram a procurar tratamento por entenderem que o transtorno faz parte do seu "modo de ser" e não o reconhecem como um problema médico passível de tratamento.

O estudo Epidemiologic Catchment Area (ECA)[3] encontrou em pacientes com distimia uma prevalência de comorbidades ao longo da vida de 38,9% para depressão maior, 10,5% para transtorno de pânico, 2,9% para transtorno bipolar, 46,2% para sintomas de ansiedade, 29,8% para abuso de substâncias e de 77,1% para qualquer transtorno psiquiátrico. Os distímicos têm risco maior de apresentar algum desses transtornos, quando comparados a controles, usam mais os serviços de saúde e de saúde mental e recebem mais prescrições de medicamentos psicotrópicos, especialmente tranquilizantes.

Recentemente, em estudo prospectivo comparando depressão crônica (incluindo distimia) e depressão episódica, Angst e colaboradores[2] demonstraram que a primeira apresenta maiores taxas de fobia social, dependência de benzodiazepínicos, ataques de pânico, agorafobia, transtorno obsessivo-compulsivo, neurastenia e compulsão alimentar (Tabela 5.1). No mesmo estudo, os autores verificaram que, comparada às depressões não crônicas, a distimia é de início mais precoce e, em relação a indivíduos não deprimidos, os pacientes com distimia são geralmente solteiros, têm poucos filhos, possuem menos empregos em tempo integral, permanecendo mais frequentemente desempregados, e recebem mais benefícios sociais. Em termos educacionais, não houve diferenças marcantes entre os distímicos e os indivíduos sem depressão.

> Uma comorbidade considerável de distimia com abuso de substâncias tem sido identificada, contudo ainda continua incerto se a distimia precede ou predispõe a esse transtorno.[3]

Uma comorbidade considerável de distimia com abuso de substâncias tem sido identificada, contudo ainda continua incerto

TABELA 5.1 Comorbidades psiquiátricas na distimia e na depressão crônica comparadas com o transtorno depressivo maior (TDM)

	Estudo					
	10 anos*		NEMESIS†		Estudo de Zurique‡	
Comorbidades	Distimia	TDM não crônico	Distimia	TDM	Depressão crônica	TDM
Transtornos de ansiedade	37,9	17,5	62,9	47,1		
Ataques de pânico					41,8	27,7
Fobia social					34,6	17,9
Síndrome obsessivo-compulsiva				43,8	29,4	
Abuso/dependência de álcool e/ou drogas	11,5	2,5				
Abuso/dependência de álcool			4,8	7,1	38,2	33,0
Abuso/dependência de drogas					18,2	17,9

NEMESIS = The Netherlands Mental Health Survey and Incidence Study.
* Adaptado de Klein e colaboradores.[4]
† Adaptado de Rhebergen e colaboradores.[5]
‡ Adaptado de Angst e colaboradores.[2]

se a distimia precede ou predispõe a esse transtorno.[3] Entretanto, o uso de álcool e drogas para aliviar sintomas é comum entre os indivíduos com transtornos do humor e está associado a maior comorbidade psiquiátrica.[6] Outros estudos apontam igualmente comorbidade entre distimia e transtornos de ansiedade e abuso ou dependência de álcool e/ou drogas.[2,4,5]

TRANSTORNOS DA PERSONALIDADE

A relação entre personalidade e distimia pode ser observada de quatro modos:

1. Predisposição – traços de personalidade podem predispor a distimia.
2. Espectro – traços de personalidade como um fenótipo.
3. Transtorno da personalidade – a distimia pode ser um transtorno da personalidade.
4. Complicação – a distimia pode mudar a personalidade (Hirschfield, citado por Burton e Akiskal).[7]

Na abordagem de predisposição, traços de personalidade poderiam preceder o desenvolvimento da distimia e estar envolvidos na sua patogênese. Nessa situação, a personalidade presumivelmente seria um fator etiológico. Essa visão tem sido objeto de muitos pensamentos e teorias, desde a psicanálise até a abordagem cognitiva e comportamental. A distimia, atualmente, é considerada um transtorno do humor e não mais um transtorno da personalidade. Portanto, os transtornos da personalidade desses pacientes devem ser considerados em separado no Eixo II do *Manual diagnóstico e estatístico de transtornos mentais* (DSM-IV-TR). Os transtornos de Eixo II comórbidos são significativamente mais comuns nas formas de depressão crônica do que nas formas episódicas, particularmente nas de início precoce, sendo os mais comuns os transtornos da personalidade *borderline*, histriônica, esquiva e dependente.[8]

O DSM-IV-TR inclui critérios de pesquisa para transtorno da personalidade depressiva, que também pode ser considerado como diagnóstico diferencial para humor deprimido crônico. O transtorno da personalidade depressiva é caracterizado por disposição depressiva, introvertida, ideias recorrentes de pessimismo, autocrítica severa com menos sintomas de humor e neurovegetativos do que a quantidade encontrada na distimia.[9] Distimia e transtorno depressivo maior podem também ser comórbidos com transtorno da personalidade depressiva.[10]

Em um estudo comparando a sobreposição de distimia e personalidade depressiva (PD) em uma população clínica, Ryder e colaboradores[9] apoiaram a ideia da existência de traços de PD distintos dos sintomas de depressão crônica. No entanto, os autores questionaram a criação de mais um transtorno da personalidade, sugerindo que esses traços devem ser incorporados sem diagnosticá-los de uma maneira categorial. Esse assunto é discutido de forma mais ampla no Capítulo 6.

EPISÓDIO DEPRESSIVO MAIOR

Vários estudos revelam elevadas taxas de prevalência da distimia, impacto pronunciado no funcionamento social e elevada utilização de serviços de saúde.[11-17] Quando comparada ao transtorno depressivo maior, a distimia é geralmente conceituada como uma doença com sintomas mais leves e de curso mais crônico; entretanto, trabalhos recentes revelam dados que contrariam essa crença. Muitos pacientes que apresentam o transtorno distímico se deparam com a comorbidade com depressão maior, fenômeno conhecido como

> Muitos pacientes que apresentam o transtorno distímico se deparam com a comorbidade com depressão maior, fenômeno conhecido como "depressão dupla",[18] ou seja, a depressão dupla é a presença concomitante da distimia e de um episódio depressivo maior.

"depressão dupla",[18] ou seja, a depressão dupla é a presença concomitante da distimia e de um episódio depressivo maior. Nesse transtorno, os episódios de depressão maior superpõem-se à depressão crônica. Por definição, distimia e episódio depressivo maior somente ocorrem conjuntamente se a distimia precede o episódio ou se houve remissão do episódio depressivo (sem sinais ou sintomas significativos por pelo menos dois meses).[1]

Klein e colaboradores (2000) encontraram uma porcentagem de comorbidade com transtorno depressivo maior em pacientes ambulatoriais excedendo os 90%. Essa enorme sobreposição de diagnósticos entre transtorno distímico e transtorno depressivo maior levanta a questão sobre a possibilidade de serem considerados dois transtornos distintos, já que, durante o curso de longo prazo da doença depressiva, sintomas maiores, menores, distímicos e subsindrômicos desenvolvem-se e aprofundam-se em um mesmo paciente.[20,21]

Klein e colaboradores[4] relatam que, em um seguimento de 10 anos, pacientes distímicos apresentaram uma menor taxa de resposta ao tratamento e uma maior intensidade de sintomas quando comparados a pacientes que apresentavam transtorno depressivo maior, chegando a preencher, por cerca de 60% do tempo de seguimento, os critérios para o diagnóstico de depressão, enquanto os não distímicos mantinham os critérios por apenas dois meses. Devido ao curso mais protraído do transtorno distímico, a propensão para recaídas é maior. A natureza dos episódios depressivos crônicos varia no tempo dos pacientes, indicando que as várias manifestações da depressão crônica citadas no DSM-IV não representam transtornos distintos. Entretanto, a distinção entre depressão crônica e não crônica é relativamente estável e pode propiciar uma base útil para subtipagem em pesquisas genéticas e neurobiológicas.[4]

OUTRAS DOENÇAS MÉDICAS

Doenças médicas e físicas incapacitantes estão frequentemente associadas a depressão e desmoralização, com possíveis sequelas psicológicas. Doenças endócrinas crônicas, do sistema nervoso central e outras doenças médicas sistêmicas também podem afetar o humor. Recentemente, um artigo elaborado pelo National Heart, Lung and Blood Institute dos Estados Unidos repontuou o estudo Women's Ischemia Syndrome Evaluation (WISE). Esse estudo foi planejado com o objetivo de analisar a cardiopatia isquêmica em

550 mulheres avaliadas pelo inventário de Beck para depressão ao longo de 5,8 anos, revelando que alguns sintomas depressivos aumentavam o risco de evento coronariano. Sintomas somáticos depressivos, mas não sintomas cognitivos/afetivos, estiveram relacionados a um maior risco de mortalidade e eventos cardiovasculares.[22]

Depressão leve ocorre em 22 a 32% dos pacientes clínicos internados;[23] sintomas depressivos são observados em um número significativo de pacientes pós-acidente vascular cerebral;[24] uma frequência de 4% de distimia e de 24% de transtorno depressivo maior está presente em pacientes com diabete melito tipo I sem doença cerebrovascular; e, mais recentemente, são relatadas taxas em torno de 4,5% de distimia em pacientes com enxaqueca.[25,26] Os resultados dos estudos da Organização Mundial da Saúde sobre os aspectos neuropsiquiátricos da AIDS[27] sugerem que o estágio sintomático da infecção pelo HIV está associado a elevada prevalência de sintomas depressivos e, de certa forma, o desdobramento da infecção e a rejeição social podem estar associados ao aumento da prevalência do diagnóstico sindrômico de depressão.[28]

> Idosos com doenças físicas associadas, particularmente se essas doenças forem crônicas, incapacitantes e provoquem dor, constituem fatores de risco para distimia e depressão.

Idosos com doenças físicas associadas, particularmente se essas doenças forem crônicas, incapacitantes e provoquem dor, constituem fatores de risco para distimia e depressão, e a comorbidade física na idade avançada piora o prognóstico de ambos. Portanto, essa população também deve ser avaliada com cuidado.

CONCLUSÃO

Os estudos sobre a comorbidade de distimia entre pacientes psiquiátricos indicam que, primeiramente, quando se faz diagnóstico de transtorno depressivo maior em adulto ou criança, um quarto a um quinto desses pacientes apresenta antecedente de depressão crônica ou transtorno distímico; em segundo lugar, quando se faz diagnóstico de transtorno distímico, muitos desses pacientes, no seguimento clínico, podem apresentar diagnóstico de episódio depressivo maior; e, por último, os pacientes distímicos podem apresentar mais critérios diagnósticos para outros transtornos comórbidos do Eixo I do que os pacientes não distímicos.

> As principais comorbidades da distimia relacionam-se com o transtorno depressivo maior, os transtornos de ansiedade e os transtornos de abuso ou dependência de álcool e/ou drogas.

Podemos, assim, resumir que as principais comorbidades da distimia relacionam-se com o transtorno depressivo maior, os transtornos de ansiedade e os transtornos de abuso ou dependência de álcool e/ou drogas. É muito provável que os pacientes com distimia desenvolvam, no curso da doença, uma sobreposição de episódio depressivo maior. Quase todos os distímicos apresentam um grande número de sintomas ansiosos, e a estreita relação entre distimia e transtorno de ansiedade explica, em parte, a razão pela qual, no passado, os pacientes eram frequentemente tratados com benzodiazepínicos. Com relação às dependências químicas, seu tratamento não promove remissão completa da distimia subjacente, sendo necessário tratamento específico para ambas, incluindo a dependência de álcool ou outras drogas. A presença de um transtorno da personalidade não deve excluir o diagnóstico de distimia, pelo contrário, deve-se considerar sua existência. Várias afecções clínicas estão associadas à distimia e devem ser objeto de vigilância, particularmente nos ambulatórios de atenção primária, no hospital geral e nas unidades de geriatria.

REFERÊNCIAS

1. American Psychiatric Association. Diagnostic and statistical manual of mental disorders: DSM-IV-TR. 4. ed. Washington (DC): American Psychiatric Association; 2000.
2. Angst J, Gamma A, Rössler W, Ajdacic V, Klein DN. Long-term depression versus episodic major depression: results from the prospective Zurich study of a community sample. J Affect Disord. 2009 May;115(1-2):112-21.
3. Weissman MM, Leaf PJ, Bruce ML, Florio L. The epidemiology of dysthymia in five communities: rates, risks, comorbidity and treatment. Am J Psychiatry. 1988 Jul;145(7):815-9.
4. Klein DN, Shankman SA, Rose S. Ten-year prospective follow-up study of the naturalistic course of dysthymic disorder and double depression. Am J Psychiatry. 2006 May;163(5):872-80.
5. Rhebergen D, Beekman AT, Graaf RD, Nolen WA, Spijker J, Hoogendijk WJ, et al. The three-year naturalistic course of major depressive disorder, dysthymic disorder and double depression. J Affect Disord. 2009 Jun;115(3):450-9.
6. Bolton JM, Robinson J, Sareen J. Self-medication of mood disorders with alcohol and drugs in the National Epidemiologic Survey on alcohol and related conditions. J Affect Disord. 2009 Jun;115(3):367-75.
7. Burton SW, Akiskal HS, editors. Dysthymic disorder. London: Gaskell; 1990.
8. Klein DN, Santiago NJ. Dysthymia and chronic depression: introduction, classification, risk factors and course. J Clin Psychol. 2003 Aug;59(8);807-16.
9. Ryder AG, Schuller DR, Bagby RM. Depressive personality and dysthymia: evaluating symptom and syndrome overlap. J Affect Disord. 2006 Apr;91(2-3):217-27.
10. Laptook RS, Klein DN, Dougherty LR. Ten-year stability of depressive personality disorder in depressed outpatients. Am J Psychiatry. 2006 May;163(5):865-71.
11. Avrichir BS, Elkis H. Prevalence and underrecognition of dysthymia among psychiatric outpatients in São Paulo, Brazil. J Affect Disord. 2002 May;69(1-3): 193-9.
12. Bijl RV, Ravelli A, van Zessen G. Prevalence of psychiatric disorders in the general population: results of the Netherlands Mental Health Survey and Incidence Study (NEMESIS). Soc Psychiatry Psychiatr Epidemiol. 1998 Dec;33(12):587-95.
13. Bijl RV, van Zessen G, Ravelli A, de Rijk C, Langendoen Y. The Netherlands Mental Health Survey and Incidence Study (NEMESIS): objectives and design. Soc Psychiatry Psychiatr Epidemiol. 1998 Dec;33(12):581-6.

14. Kessler RC, McGonagle KA, Zhao S, Nelson CB, Hughes M, Eshleman S, et al. Lifetime and 12-month prevalence of DSM-III-R psychiatric disorders in the United States: results from the National Comorbidity Survey. Arch Gen Psychiatry. 1994 Jan;51(1):8-19.
15. Bijl RV, Ravelli A. Current and residual functioning disability associated with psychopathology: findings from the Netherlands Mental Health. Psychol Med. 2000 May;30(3):657-68.
16. Wells KB, Burman MA, Rogers W, Hays R, Camp P. The course of depression in adult outpatients: results from the medical outcomes study. Arch Gen Psychiatry. 1992 Oct;49(10):788-94.
17. Howland RH. General health, health care utilization, and medical comorbidity in dysthymia. Int J Psychiatry Med. 1993;23(3):211-38.
18. Keller MB, Shapiro RW. Double Depression: superimposition of acute depressive episode on chronic depressive disorders. Am J Psychiatry. 1992 Apr;139(4):438-42.
19. Klein DN, Schwartz JE, Rose S, Leader JB. Five-year course and outcome of dysthymic disorder: a prospective, naturalistic follow-up study. Am J Psychiatry. 2000 Jun;157(6):931-9.
20. Angst J, Merikangas K. The depressive spectrum: diagnostic classification and course. J Affect Disord. 1997 Aug;45(1-2):31-9.
21. Judd LL, Schettler PJ, Akiskal HS. The prevalence, clinical relevance, and public health significance of subthreshold depressions. Psychiatr Clin North Am. 2002 Dec;25(4):685-98.
22. Linke SE, Rutledge T, Johnson BD, Vaccarino V, Bittner V, Cornell CE, et al. Depressive symptom dimensions and cardiovascular prognosis among women with suspected myocardial ischemia: a report from the National Heart, Lung, and Blood Institute–Sponsored Women's Ischemia Syndrome Evaluation. Arch Gen Psychiatry. 2009 May;66(5):499-507.
23. Cassen NH. Depression. In: Hackett TP, Cassen NJ, editors. Massachusetts general hospital: handbook of general hospital psychiatry. 2. ed. Littleton (MA): PSG; 1987.
24. Robinson RG, Lipsey JR,'Rao K, Price TR. Two year longitudinal study of post-stroke mood disorder: comparison of acute-onset with deleyed-onset depression. Am J Psychiatry. 1986 Oct;143(10):1238-44.
25. Popkin MK, Callies AL, Lentz RD, Colon EA, Sutherlan DE. Prevalence of major depression, simple phobia, and other psychiatric disorder in patients with long-standing type I diabetes mellitus. Arch Gen Psychiatry. 1988 Jan;45(1):64-8.
26. Cardona-Castrillón GP, Isaza R, Zapata-Soto AP, Franco JG, González-Berrio C, Tamayo-Díaz CP. Comorbilidad de trastorno depresivo mayor, trastorno distímico y trastornos de ansiedad con migraña. Rev Neurol. 2007 Sep;45(5):272-5.
27. Maj M, Satz P, Janssen R, Zaudig M, Strace F, D'Elia F, et al. WHO neuropsychiatric AIDS study, cross-sectional phase II: neuropsychobiological and neurological findings. Arch Gen Psychiatry, 1994 Jan;51(1):51-61.
28. Maj M. Depressive syndromes and symptoms in subjects with human Inmunodeficiency virus (HIV) infection. Br J Psychiatry Suppl. 1996 Jun;(30):117-22.

6

Distimia e personalidade

Aline Sardinha
Antonio Egidio Nardi

Embora os termos *temperamento*, *caráter* e *personalidade* sejam utilizados quase como sinônimos para significar características persistentes e duradouras quanto ao comportamento e ao desempenho psicossocial, cabe lembrar que *temperamento* está associado a uma tendência genética para a apresentação do humor, enquanto *caráter* refere-se às atitudes apresentadas em relação ao desenvolvimento, baseadas no sistema de crenças construído pelo indivíduo ao longo da vida. *Personalidade*, dessa forma, envolve as contribuições genéticas e de desenvolvimento, que se exteriorizam no funcionamento global do indivíduo.

Personalidade pode ser definida como um padrão estável de pensamento, afeto e comportamento que caracteriza um estilo de vida único e individual e um modo de adaptação, resultante de fatores constitucionais, de desenvolvimento e de experiências

> *Personalidade* pode ser definida como um padrão estável de pensamento, afeto e comportamento que caracteriza um estilo de vida único e individual.

sociais. Um *traço de personalidade* consiste em um atributo estável da personalidade, que pode ser inferido por seu comportamento, mas não diretamente observado. O *traço de personalidade* refere-se, portanto, a um modo habitual e recorrente de comportamento. O termo *traço* contrasta com o termo *estado*, que é um modo transitório e temporalmente limitado de ação de um indivíduo.

De acordo com o *Manual diagnóstico e estatístico de transtornos mentais* (DSM-IV), um *transtorno da personalidade* é um padrão persistente de vivência íntima ou um comportamento que se desvia acentuadamente das expectativas da cultura do indivíduo, invasivo e inflexível, que tem seu início na adolescência ou começo da idade adulta, permanecendo estável ao longo do tempo e provocando sofrimento ou prejuízo significativos.[1] Essa estabilidade de comportamento encontra-se associada a vários graus de sofrimento e problemas nas relações interpessoais. Quatro características básicas podem ser associadas aos transtornos da personalidade: início precoce; persistência temporal; ampla penetração do padrão comportamental anormal em todas as áreas e situações pessoais e sociais; e associação com sofrimento pessoal e/ou problemas da função social ou ocupacional.

A personalidade e os transtornos da personalidade influenciam os pacientes com transtornos do humor de maneira complexa. Apesar dos avanços realizados nos últimos anos, ainda restam inúmeras lacunas acerca das particularidades dessa associação. Nesse sentido, ainda hoje o diagnóstico diferencial entre essas condições e as apresentações sintomatológicas decorrentes de sua superposição representam um desafio para a prática clínica.

Entre os transtornos do humor, a distimia e a ciclotimia apresentam um relacionamento mais próximo com os transtornos da personalidade, apresentando aspectos comuns, como o início precoce, o curso crônico, o prejuízo na qualidade de vida e as limitações impostas ao funcionamento psicossocial (família, trabalho e sociedade). Essas características comuns fizeram com que essas entidades tenham sido confundidas com os transtornos da personalidade durante muito tempo. Em ambos os casos, no entanto, ainda é difícil para o paciente distinguir o que são os sintomas do transtorno e o que é o próprio paciente sem o transtorno, já que tanto a distimia e a ciclotimia quanto os transtornos da personalidade apresentam-se como egossintônicos, ou seja, como se fossem fatores constitucionais do indivíduo.

> Tanto a distimia e a ciclotimia quanto os transtornos da personalidade apresentam-se como egossintônicos, ou seja, como se fossem fatores constitucionais do indivíduo.

O SISTEMA ATUAL DE CLASSIFICAÇÃO DIAGNÓSTICA

Uma melhor definição fenomenológica e genética e a resposta terapêutica aos antidepressivos e estabilizadores do humor foram decisivas para a mudança taxonômica da distimia e da ciclotimia dos transtornos da personalidade para os transtornos do humor. Essa mudança pode ser criticada de diversas maneiras, mas sua utilidade clínica é inegável. As classificações multiaxiais, a partir do DSM-III, contribuíram de forma decisiva para tornar mais claro o relacionamento entre transtornos do humor e transtornos da personalidade. Essas classificações codificam as fases sintomáticas das doenças mentais e os transtornos da personalidade em eixos distintos, I e II, respectivamente. Essa distinção entre os episódios de doença (estados) das características mais duradouras (traços) é útil porque reconhece e ressalta a personalidade na clínica, sua importância para o diagnóstico, resposta terapêutica e prognóstico. O objetivo desse tipo de classificação foi uniformizar a nomenclatura, retirando da classificação termos associados a orientações teóricas específicas, como neurótico e reativo, e descrevendo os quadros clínicos com base apenas em suas características fenomenológicas. A descrição fenomenológica permite que os pacientes sejam reconhecidos por pesquisadores e clínicos de diferentes orientações teóricas, promovendo maior entendimento e diálogo, bem como contribuindo para um maior rigor científico no campo da pesquisa.

A distimia surgiu como entidade diagnóstica a partir do DSM-III (1980) e foi mantida nas classificações que se seguiram. A personalidade depressiva, atualmente incluída no diagnóstico de distimia, tem sido discutida e estudada pela psiquiatria e vem recebendo suporte para sua inclusão nas próximas classificações como uma entidade distinta.[2] O DSM-IV (1994) incluiu a personalidade depressiva no capítulo para estudos adicionais, mas, na prática clínica, é impossível distinguir seus critérios da distimia de início precoce. A 10ª edição da *Classificação internacional de doenças e problemas relacionados à saúde* (CID-10), da Organização Mundial da Saúde (OMS), de 1993,[3] inclui no diagnóstico de distimia o diagnóstico de personalidade depressiva.

HIPÓTESES ACERCA DO RELACIONAMENTO ENTRE PERSONALIDADE E HUMOR

Estudos atuais têm se dedicado à avaliação de traços de personalidade pré-mórbidos, pós-depressivos e coexistentes aos transtornos depressivos. Os estudos sobre personalidade e transtornos do humor podem contribuir para o entendimento da relação entre os fatores de temperamento e personalidade, delineando mais claramente o papel do humor no desenvolvimento e expressão da personalidade, auxiliando, assim, na geração de hipóteses sobre o impacto dos fatores de personalidade na apresentação clínica dos sintomas de humor, bem como na identificação de fatores de predisposição e de indicadores de resposta e aderência ao tratamento.[4]

Há um consenso de que os transtornos da personalidade influenciam na patoplastia, na terapêutica e no prognóstico dos transtornos do humor. Duas formas básicas de apresentação dessas condições têm sido levantadas na literatura:

1. Comorbidade ou depressão dupla: transtorno da personalidade depressiva ou distimia de início precoce associado a episódio depressivo.
2. Hipótese patoplástica: transtorno da personalidade modificando a apresentação clínica da distimia, em que os traços de personalidade podem ser sequelas ou fatores predisponentes da distimia.

A ideia de que certos tipos de personalidade possam ser formas atenuadas, ou "subsindrômicas", de transtornos do humor data dos psicopatologistas clássicos alemães do século XIX. Essa visão dimensional dos transtornos do humor, na qual haveria um *continuum* entre as formas subsindrômicas (alterações de personalidade) e a doença plena (sintomas), dentro de um conceito de espectro de gravidade, tem ampla tradição na medicina. Akiskal[5] é o autor contemporâneo que melhor tem estudado a hipótese do relacionamento dimensional entre transtornos da personalidade e do humor. Ele utiliza estudos longitudinais prospectivos e rigorosa descrição fenomenológica com a observação da resposta terapêutica aos psicofármacos.

Dessa forma, esse autor tem separado os pacientes com transtorno da personalidade de base caracterológica (desenvolvimento) daqueles com uma base temperamental (genética). Akiskal e colaboradores observaram que, no seguimento por dois anos, os pacientes ciclotímicos, comparados com controles caracterológicos, apresentavam melhor resposta ao carbonato de lítio, maior prevalência de familiares com transtorno do humor, maior número de viradas hipomaníacas associadas ao uso de antidepressivos e maior número de episódios agudos e graves de depressão. As depressões caracterológicas de Akiskal consistem em dois subgrupos. O primeiro é o transtorno de espectro depressivo que reflete psicopatologia caracterológica primária. O segundo é o transtorno distímico subafetivo, no qual o transtorno da personalidade aparece secundário a episódios frequentes de depressão com sintomas leves.

A principal implicação prática das pesquisas de Akiskal diz respeito ao tratamento farmacológico dos pacientes com distimia. Conforme suas descrições clínicas, os transtornos subafetivos não apresentam como principal característica alterações na esfera do humor, e sim alterações psicomotoras e comportamentais, chegando aos clínicos, basicamente, em função de distúrbios no funcionamento social. No Quadro 6.1 estão descritos os subtipos de depressão crônica (distimia) segundo Akiskal.

Mais recentemente, o grupo liderado por Bagby e Ryder tem se dedicado a realizar estudos com o objetivo de avaliar a validade discriminante dos critérios do DSM-IV para transtorno da personalidade depressiva e distimia. Seus resultados demonstram significativa superposição dos sintomas tanto em população não clínica[6] quanto em pacientes ambulatoriais, com taxas de superposição que chegam a 95%.[7] Esses autores admitem a existência de algumas características distintas em pacientes com personalidade depressiva e defendem que a personalidade depressiva deveria ser classificada como um subgrupo da distimia.[8] Sugerem, ainda, que a classificação dos transtornos da personalidade, de uma maneira geral, deveria ser realizada em termos dimensionais e não categoriais.[9]

Essa posição foi reforçada, recentemente, por um estudo no qual psicólogos experientes eram solicitados a classificar pacientes fictícios de acordo com os critérios do DSM para personalidade depressiva e distimia. Os pesquisadores também encontraram um significativo grau de superposição dos

QUADRO 6.1
SUBTIPOS DE DEPRESSÃO CRÔNICA (DISTIMIA) SEGUNDO AKISKAL[5]

Subtipo	Início	Curso	Personalidade	História familiar	Latência REM	Resposta terapêutica
Depressão primária com cronicidade residual	Adulto	Residual de episódios agudos	Neuroticismo e dependência	Depressão unipolar	Diminuída	Tricíclicos
Disforia secundária crônica	Variável	Curso da doença primária	Variável	Depende da doença primária	Normal	IMAO
Depressões caracterológicas						
Transtorno do espectro do caráter	Infância ou adolescência	Intermitente	Dependente histriônica sociopática	Alcoolismo	Normal	Refratários
Transtorno distímico subafetivo	Antes dos 25 anos	Contínua ou intermitente	Psicopatia depressiva de Schneider	Unipolar e bipolar	Diminuída	Tricíclicos / Lítio

diagnósticos realizados, além de um alto número de profissionais que diagnosticaram os pacientes como apresentando os dois transtornos,[10] o que sugere que as fronteiras diagnósticas entre essas duas entidades não se encontram claramente delimitadas para o uso na prática clínica.

Estudos que minimizam a validade diagnóstica dos dois transtornos apresentam duras críticas à classificação categorial adotada pelo DSM e pela CID. É provável que as dificuldades diagnósticas encontradas possam ser decorrentes de problemas com a classificação e não, necessariamente, uma evidência de que as duas condições apresentem sintomatologia tão similar que não possam ser diferenciadas. Alguns estudos apontam para a personalidade depressiva como uma entidade distinta, com características próprias e com curso independente da distimia.[11] Uma pesquisa longitudinal realizada com 665 pacientes encontrou taxas de comorbidade de distimia de 24,6% para os pacientes inicialmente diagnosticados com personalidade depressiva e de diagnóstico de personalidade depressiva em 49,4% dos pacientes inicialmente diagnosticados como distímicos. Apesar de ainda ser possível considerar a existência de uma extensa sobreposição dessas classificações, os números reportados nesse estudo são bem menos expressivos do que os vistos anteriormente. Os autores apontam, ainda, que a personalidade depressiva (e não a distimia) estava associada a maior comorbidade de transtornos de ansiedade do Eixo I e de alguns transtornos da personalidade, como o evitativo (71,5%) e o *borderline* (55,9%). Em medidas dimensionais de temperamento, a personalidade depressiva estava relacionada a menos afeto positivo e mais afeto negativo. Além disso, esses pacientes apresentaram menor taxa de remissão dos sintomas de depressão maior em dois anos do que os pacientes com distimia.[12]

As características dimensionais de temperamento têm recebido grande destaque na literatura nos últimos anos, principalmente no que concerne ao estudo dos transtornos do humor. Essa abordagem busca verificar a hipótese da existência de endofenótipos transmitidos geneticamente, os quais predisporiam os pacientes a apresentar desde transtornos do humor até traços de personalidade que representariam fatores de risco para o desenvolvimento de um transtorno do humor. Esses estudos baseiam-se na evidência fenomenológica de traços de personalidade e apresentações do humor especificamente relacionadas às oscilações de humor em familiares dos pacientes com transtornos do humor.[13] Um estudo com 2.794 gêmeos suecos demonstrou que a personalidade depressiva apresenta alta taxa de hereditariedade, principalmente em mulheres. É possível, ainda, que influências ambientais aumentem a taxa de manifestação do fenótipo, especificamente no sexo feminino, sugerindo um expressivo componente genético aliado a fatores ambientais desencadeantes na provável etiologia desse transtorno.[14] Klein advoga que a personalidade depressiva seria parte do espectro dos transtornos do humor, com uma predisposição genética compartilhada entre membros de uma mesma família. De acordo com os resultados do estudo realizado por ele com parentes de pacientes com distimia e depressão maior, parece haver uma associação importante entre personalidade depressiva e formas crônicas de depressão, como a distimia e a depressão dupla, em oposição às formas episódicas do transtorno depressivo maior.[15]

Um estudo recente demonstrou que traços de personalidade como o perfeccionismo apresentam-se mais prevalentes em pacientes com personalidade depressiva do que em pacientes distímicos ou com depressão maior.[16] Por sua vez, pacientes distímicos apresentam padrões cognitivos aparentemente distintos. Indivíduos com distimia demonstraram elevado grau de um padrão de pensamento denominado ruminação, que consiste na recorrência de determinados pensamentos de maneira contínua e de estratégias comportamentais focadas na emoção (expressão emocional, contenção emocional, etc.). A ruminação nos pacientes com distimia está relacionada a um repertório limitado de estratégias focadas na emoção e ao uso diminuído de distração, enquanto, em indivíduos normais, está ligada a uma gama de estratégias centradas na resolução de problemas. Essa inflexibilidade cognitiva observada nos pacientes distímicos pode ser considerada característica e estar relacionada à recorrência de episódios de humor deprimido.[17] Outro grupo de pesquisa demonstrou que pacientes com distimia e ciclotimia apresentavam padrões específicos de criatividade, provavelmente devido às experiências afetivas desses transtornos, quando comparados a sujeitos-controle.[18]

> Indivíduos com distimia demonstraram elevado grau de um padrão de pensamento denominado ruminação, que consiste na recorrência de determinados pensamentos de maneira contínua e de estratégias comportamentais focadas na emoção.

A saúde geral dos pacientes distímicos costuma apresentar pior estado funcional do que a dos pacientes com personalidade depressiva.[19] A distimia também parece estar mais relacionada ao comportamento suicida do que a personalidade depressiva. Os pacientes distímicos tendem a reportar mais dores e problemas físicos do que pacientes com personalidade depressiva, traço que se encontra amplamente relacionado ao comportamento suicida nesses indivíduos. Outro fator que poderia explicar a alta taxa de suicídio na distimia seria a maior taxa de comorbidade com transtornos da personalidade do que em pacientes com depressão maior.[20] A distimia, principalmente a de início precoce, também parece estar associada a maiores prejuízos funcionais globais no seguimento de 10 anos.[21] De qualquer forma, o comportamento suicida dos pacientes distímicos parece diferir do observado em pacientes com depressão maior em diversos aspectos clínicos.[22]

> A saúde geral dos pacientes distímicos costuma apresentar pior estado funcional do que a dos pacientes com personalidade depressiva.[19]

A hipótese de que as características de personalidade são sequelas da distimia prevê a ocorrência de três tipos de reações após o início do curso do transtorno do humor:

1. Breves mudanças da personalidade durante a distimia.
2. Períodos limitados de déficit de ajustamento pessoal seguindo-se à distimia.
3. Períodos longos de prejuízos de ajustamento após a distimia.

As duas últimas relações demonstram que, após a recuperação sintomática, certa disfunção de personalidade pode permanecer por um período indefinido. Nesses casos, a recuperação social não acompanha a recuperação sintomática. Apesar de estarem mais associadas a episódios depressivos agudos, algumas mudanças de personalidade podem ocorrer após a distimia, como a persistência das dificuldades de ajustamento, em parte como consequência psicológica da desmoralização, insegurança, dependência ou pessimismo.

A especulação etiológica quanto à personalidade e patogenia dos transtornos do humor visa compreender os impactos da personalidade no quadro clínico, no tratamento e no prognóstico dos episódios do humor. Há evidências de que a existência de um transtorno da personalidade aumente significativamente o risco de ocorrência de episódios depressivos, bem como influencie negativamente o prognóstico dos transtornos do humor.[23] Em um estudo comunitário prospectivo com crianças realizado nos Estados Unidos, traços de personalidade antissocial, *borderline*, dependente, depressiva, histriônica e esquizotípica, identificados entre os 14 e os 22 anos, estavam associados a um risco aumentado de desenvolvimento de distimia e episódio depressivo maior na vida adulta, mesmo quando outras variáveis estavam estatisticamente controladas.[24] De acordo com os resultados de estudos familiares, parece possível explicar a comorbidade dos transtornos da personalidade, em especial os do *cluster* B, com a distimia por um compartilhamento de fatores etiológicos entre essas duas condições.[25] Um estudo realizado com mulheres, no entanto, revelou que o diagnóstico de personalidade depressiva aumenta a razão de chances de desenvolvimento de distimia em três anos, mas não de episódio depressivo maior,[26] contribuindo para o corpo de evidências que estabelece uma relação mais próxima entre a personalidade e a distimia do que os episódios depressivos maiores.[27] Entretanto, há evidências de uma estreita relação entre a distimia e o aparecimento de episódios depressivos, principalmente no contexto de eventos de vida estressantes,[28] o que poderia constituir um fator de mediação da associação observada entre personalidade e episódios depressivos maiores.

> Há evidências de uma estreita relação entre a distimia e o aparecimento de episódios depressivos, principalmente no contexto de eventos de vida estressantes.[28]

Os transtornos mentais crônicos, não psicóticos – distimia, depressão, pânico, fobia social e obsessão – parecem sofrer mais claramente as influências do transtorno da personalidade em sua exteriorização. Um exemplo que ilustra essa mediação é o paciente com traços obsessivos, que, ao desenvolver distimia, se mostra agitado, aparentando maior gravidade do que um paciente com personalidade histriônica, cuja postura manipuladora e sedutora poderia dar a ideia de que sofre de um quadro depressivo de menor gravidade do que o experimentado. Os transtornos da personalidade com influência patoplástica são frequentes na distimia e estão associados a início precoce, dificuldade de adaptação ao tratamento, relação médico-paciente prejudicada, maior sensibilidade aos efeitos colaterais dos medicamentos e consequente piora do prognóstico.

A ideia de que traços passivo-dependentes possam predispor à depressão encontra na psicanálise a corrente de pensamento que melhor a representa. Entretanto, a psicanálise tem estado mais preocupada em gerar hipóteses do que em testá-las. Abraham[29] é considerado o primeiro a sugerir que pessoas com tendência a episódios depressivos se assemelham aos obsessivos por terem proeminentes traços "anais", mas diferem por apresentarem altos níveis de dependência "oral".

Para Akiskal,[30,31] o relato de Abraham é um protótipo das abordagens clínico-dinâmicas sujeitas a alguns questionamentos:

1. Os transtornos do humor são tratados como uma condição unitária, nem mesmo pode-se dizer que a distimia forma um grupo homogêneo. Há indivíduos que iniciam seus sintomas quando crianças, outros na idade senil e alguns só apresentam sintomas distímicos quando associados a outras condições médicas.
2. As observações são realizadas em poucos casos e universalmente generalizadas.
3. Nem a variável estado de humor, nem a personalidade foram medidas por instrumentos fidedignos, objetivos e padronizados, que permitam a sua replicação.
4. Nenhum grupo controle foi utilizado para testar a especificidade do tipo de caráter em relação ao tipo de transtorno do humor.
5. Apesar de as informações sobre a personalidade pré-mórbida terem sido obtidas retrospectivamente, foi postulado que as dinâmicas (caráter) precediam a psicopatologia (distimia); essa segunda certamente compromete a capacidade de julgar o passado de forma diferente da depressiva.
6. Acredita-se que a co-ocorrência de traços caracterológicos e depressão indica um relacionamento causal. Isso, no entanto, jamais foi comprovado. Há a possibilidade de ambos serem o resultado da

mesma base etiológica. Talvez essa predisposição que se caracteriza por traços de personalidade seja apenas uma expressão atenuada da mesma diátese biológica, que fatores ambientais podem ou não desencadear a síndrome clínica.

Podemos considerar, assim, que apesar da observação de um potencial "depressogênico" nas personalidades oral e dependente, especialmente no caso das depressões e da distimia, os dados que apoiam essa predisposição são esparsos e inadequados. A hipótese de que alguns transtornos da personalidade podem preceder a distimia e a depressão ainda deve ser demonstrada em larga escala, com rigorosos estudos prospectivos.

Por fim, há também autores que apontam que a combinação de transtornos do humor com transtornos da personalidade permanece confusa devido a problemas referentes à classificação dos sintomas como traço ou estado de personalidade. Nesse sentido, não é possível precisar a direção de causalidade dessa influência, ou seja, se o humor é alterado pela personalidade ou a personalidade é alterada pelo humor.[32] Entretanto, há evidências de que, apesar de a personalidade depressiva ser caracterizada por inúmeros traços de personalidade estáveis ao longo do tempo, alguns desses traços tendem a remitir com o passar dos anos. Em um estudo de seguimento de 10 anos, a redução dos traços de personalidade depressiva esteve associada à remissão dos sintomas depressivos em pacientes distímicos.[33]

CONCLUSÃO

O exame das hipóteses anteriores de relacionamento entre personalidade e distimia conduz a uma conclusão imediata: é fundamental a avaliação da personalidade ao examinar pacientes com distimia ou depressão. Uma visão mais criteriosa e detalhada do conceito de distimia e suas variações pode trazer para as novas classificações itens preciosos quanto aos quadros caracterológicos do humor. É importante lembrar que a ideia de que um transtorno da personalidade é imutável nunca foi testada.[34] Além disso, os psicofármacos podem alterar comportamentos duradouros sem que a sua etiopatogenia seja necessariamente mudada.

Entretanto, o maior desafio clínico ainda é distinguir "traço" (personalidade) de "estado" (sintoma). Como foi demonstrado, a influência bidirecional desses fatores, agravando-se mutuamente, torna essa tarefa ainda mais complicada na prática clínica. A situação ideal seria poder avaliar os pacientes antes que desenvolvessem pela primeira vez o transtorno do humor (distimia ou depressão), de modo que os sintomas da doença não influenciassem a aferição da personalidade. Isso significa identificar os indivíduos antes de se tornarem doentes. Hischfeld[35] selecionou parentes de primeiro grau de pacientes com transtorno do humor e os acompanhou por seis anos. Nesse período, 29 apresentaram um primeiro episódio depressivo. Observou que, quando comparados aos parentes com a doença, o grupo "primeira-depressão" tinha escores mais saudáveis para a personalidade prévia, demonstrando que a depressão altera as aferições de personalidade durante a doença, assim como pode resultar em alterações de personalidade após a recuperação. Os pacientes recuperados após o tratamento eram mais fracos emocionalmente, mais neuróticos, mais dependentes, mais introvertidos e menos ativos do que nas avaliações anteriores.

Infelizmente, de uma forma geral, a prática clínica fica limitada a uma observação transversal do curso e evolução da personalidade e dos transtornos do humor, estando as avaliações de história de vida e história familiar sujeitas às influências do autorrelato dos pacientes. Nesse sentido, torna-se muito difícil estabelecer tais relações no momento do tratamento, não devendo, portanto, ser esse o foco da abordagem desses pacientes. É importante, contudo, estar atento às possíveis influências da personalidade no humor, no sentido de prever resultados e potencializar a resposta terapêutica à intervenção, de modo a poder contribuir significativamente para a melhora da qualidade de vida desses pacientes.

REFERÊNCIAS

1. American Psychiatric Association. Diagnostic and statistical manual for mental disorders. 4. ed. Washington (DC): American Psychiatric Press; 1994.
2. Hirschfeld RM, Holzer CE 3rd. Depressive personality disorder: clinical implications. J Clin Psychiatry. 1994 Apr;55 Suppl:10-7.
3. World Health Organization. Classificação dos transtornos mentais e do comportamento da CID-10. Porto Alegre: Artes Médicas; 1993.
4. Alliliaire JF. Dysthymia: a model of the interaction between personality traits and psychopathologic state? Encephale. 1994 Nov;20 Spec No 3:563-9. Article in French.
5. Akiskal HS, Cassano GB. Dysthymia and the spectrum of chronic depressions. New York: Guilford; 1997.
6. Ryder AG, Bagby RM, Dion KL. Chronic, low-grade depression in a nonclinical sample: depressive personality or dysthymia? J Pers Disord. 2001 Feb;15(1):84-93.
7. Bagby RM, Ryder AG. Diagnostic discriminability of dysthymia and depressive personality disorder. Depress Anxiety. 1999;10(2):41-9.
8. Bagby RM, Ryder AG, Schuller DR. Depressive personality disorder: a critical overview. Curr Psychiatry Rep. 2003 May;5(1):16-22.
9. Ryder AG, Bagby RM, Schuller DR. The overlap of depressive personality disorder and dysthymia: a categorical problem with a dimensional solution. Harv Rev Psychiatry. 2002 Nov-Dec;10(6):337-52.
10. Sprock J, Fredendall L. Comparison of prototypic cases of depressive personality disorder and dysthymic disorder. J Clin Psychol. 2008 Dec;64(12):1293-317.

11. Klein DN, Miller GA. Depressive personality in nonclinical subjects. Am J Psychiatry. 1993 Nov;150(11):1718-24.
12. Markowitz JC, Skodol AE, Petkova E, Xie H, Cheng J, Hellerstein DJ, et al. Longitudinal comparison of depressive personality disorder and dysthymic disorder. Compr Psychiatry. 2005 Jul-Aug;46(4):239-45.
13. Savitz J, van der Merwe L, Ramesar R. Personality endophenotypes for bipolar affective disorder: a family-based genetic association analysis. Genes Brain Behav. 2008 Nov;7(8):869-76.
14. Ørstavik RE, Kendler KS, Czajkowski N, Tambs K, Reichborn-Kjennerud T. Genetic and environmental contributions to depressive personality disorder in a population-based sample of Norwegian twins. J Affect Disord. 2007 Apr;99(1-3):181-9.
15. Klein DN. Depressive personality in the relatives of outpatients with dysthymic disorder and episodic major depressive disorder and normal controls. J Affect Disord. 1999 Sep;55(1):19-27.
16. Huprich SK, Porcerelli J, Keaschuk R, Binienda J, Engle B. Depressive personality disorder, dysthymia, and their relationship to perfectionism. Depress Anxiety. 2008;25(3):207-17.
17. Kelly O, Matheson K, Ravindran A, Merali Z, Anisman H. Ruminative coping among patients with dysthymia before and after pharmacotherapy. Depress Anxiety. 2007;24(4):233-43.
18. Strong CM, Nowakowska C, Santosa CM, Wang PW, Kraemer HC, Ketter TA. Temperament-creativity relationships in mood disorder patients, healthy controls and highly creative individuals. J Affect Disord. 2007 Jun;100(1-3):41-8.
19. Huprich SK, Porcerelli J, Binienda J, Karana D. Functional health status and its relationship to depressive personality disorder, dysthymia, and major depression: preliminary findings. Depress Anxiety. 2005;22(4):168-76.
20. Holmstrand C, Engström G, Träskman-Bendz L. Disentangling dysthymia from major depressive disorder in suicide attempters' suicidality, comorbidity and symptomatology. Nord J Psychiatry. 2008;62(1):25-31.
21. Klein DN, Shankman SA, Rose S. Dysthymic disorder and double depression: prediction of 10-year course trajectories and outcomes. J Psychiatr Res. 2008 Apr;42(5):408-15.
22. Isometsä E, Heikkinen M, Henriksson M, Aro H, Marttunen M, Kuoppasalmi K, et al. Suicide in non-major depressions. J Affect Disord. 1996 Jan;36(3-4):117-27.
23. Gunderson JG, Stout RL, Sanislow CA, Shea MT, McGlashan TH, Zanarini MC, et al. New episodes and new onsets of major depression in borderline and other personality disorders. J Affect Disord. 2008 Nov;111(1):40-5.
24. Johnson JG, Cohen P, Kasen S, Brook JS. Personality disorder traits associated with risk for unipolar depression during middle adulthood. Psychiatry Res. 2005 Sep;136(2-3):113-21.
25. Riso LP, Klein DN, Ferro T, Kasch KL, Pepper CM, Schwartz JE, et al. Understanding the comorbidity between early-onset dysthymia and cluster B personality disorders: a family study. Am J Psychiatry. 1996 Jul;153(7):900-6.
26. Kwon JS, Kim YM, Chang CG, Park BJ, Kim L, Yoon DJ, Han WS, Lee HJ, Lyoo IK. Three-year follow-up of women with the sole diagnosis of depressive personality disorder: subsequent development of dysthymia and major depression. Am J Psychiatry. 2000 Dec;157(12):1966-72.
27. Klein DN, Shih JH. Depressive personality: associations with DSM-III-R mood and personality disorders and negative and positive affectivity, 30-month stability, and prediction of course of Axis I depressive disorders. J Abnorm Psychol. 1998 May;107(2):319-27.

28. Moerk KC, Klein DN. The development of major depressive episodes during the course of dysthymic and episodic major depressive disorders: a retrospective examination of life events. J Affect Disord. 2000 May;58(2):117-23.
29. Abraham K. Notes on the psychoanalytic investigation and treatment of maniac-depressive insanity and allied conditions. In: Selected papers on psychoanalisys. New York: Basic Books; 1934. p. 137-156.
30. Akiskal HS. Towards a definition of dysthymia: boundaries with personality and mood disorders. In: Burton SW, Akiskal HS, editors. Dysthymic Disorder. London: Gaskell; 1990.
31. Akiskal HS, Hirschfeld RM, Yerevanian BI. The relantionship of personality to affective disorders. Arch Gen Psychiatry. 1993 Jul;40(7):801-10.
32. Farabaugh A, Mischoulon D, Fava M, Guyker W, Alpert J. The overlap between personality disorders and major depressive disorder (MDD). Ann Clin Psychiatry. 2004 Oct-Dec;16(4):217-24.
33. Laptook RS, Klein DN, Dougherty LR. Ten-year stability of depressive personality disorder in depressed outpatients. Am J Psychiatry. 2006 May;163(5):865-71.
34. Cleckley H. The mask of sanity: an attempt to clarify some issues about the so-called psychopathic personality. 5. ed. St. Louis: Mosby; 1976.
35. Hirschfeld RM, Klerman GL, Clayton PJ, Keller MB, McDonald Scott P, Larkin BH. Assessing personality: effects of depressive state on trait measurement. Am J Psychiatry. 1983 Jun;140(6):695-9.

7

Tratamento farmacológico da distimia

Marina D. Mochcovitch
Antonio Egidio Nardi

Poucos distímicos procuram tratamento com queixas claras e evidentes de alteração de humor. Talvez isso ocorra porque não acreditam que alguns de seus sentimentos sejam fruto de uma condição médica, isto é, uma doença. Consequentemente, também não acham que os "sintomas" sejam passíveis de tratamento psiquiátrico, procurando, na maioria das vezes, clínicos gerais ou médicos de diferentes especialidades, com queixas de cansaço, pouca energia, alterações de sono e dores difusas e variadas, como, por exemplo, dor de cabeça persistente ou recorrente, dores nas costas, cólicas abdominais, entre outras.[1]

A distimia é diagnosticada com pouca frequência e raramente tratada, o que pode dever-se à sua recente identificação como entidade clínica. Ou seja, diversos clínicos gerais e psiquiatras ainda não estão sufi-

> A distimia é diagnosticada com pouca frequência e raramente tratada, o que pode dever-se à sua recente identificação como entidade clínica.

cientemente familiarizados com esse diagnóstico. Pesquisas recentes[2-4] mostraram que muitos pacientes que eram diagnosticados como portadores de transtornos da personalidade sofriam, na verdade, de um transtorno crônico do humor. Em função desse conhecimento, um crescente número de distímicos passou a receber tratamentos adequados com diferentes antidepressivos associados à psicoterapia; vários deles, que antes seriam tidos como "refratários", apresentando remissão completa do quadro.

O primeiro passo no tratamento da distimia é informar o paciente e sua família de que os sintomas fazem parte de um transtorno do humor e que, com o tratamento correto, podem desaparecer. O segundo é informar que a melhora não será imediata, sendo necessário um período de latência de 2 a 8 semanas para que se observem os primeiros efeitos da medicação ou da psicoterapia cognitiva.

Embora alguns pacientes necessitem de psicoterapia especializada, muitos podem ser manejados com sucesso na clínica geral pelo uso de medicamentos com os quais o clínico esteja familiarizado, bem como com medidas de suporte, como tempo para escutar o paciente, informações e aconselhamento.

Os benefícios do tratamento podem ser amplos. Sintomas distímicos crônicos de pequena intensidade com início na infância ou adolescência interferem nos processos psicológicos naturais envolvidos na formação da personalidade. Quando identificados precocemente, o tratamento pode prevenir danos irreparáveis para a vida do paciente. A distimia também pode se associar a outras condições psiquiátricas ("comorbidades"), incluindo episódio depressivo, transtornos de ansiedade (principalmente ataques de pânico), abuso de drogas (álcool, drogas ilícitas, barbitúricos, benzodiazepínicos, etc.) e transtornos fóbicos; além disso, também resulta em elevado risco de suicídio. O sucesso do tratamento não beneficia apenas o paciente, mas também seus familiares.[5]

> A família e o paciente podem sentir frustração ante o diagnóstico duvidoso, a baixa adesão do paciente e as inexplicáveis recaídas.

A distimia com queixas somáticas é provavelmente o problema mais importante para o clínico geral. A família e o paciente podem sentir frustração ante o diagnóstico duvidoso, a baixa adesão do paciente e as inexplicáveis recaídas. O tratamento de sucesso resulta em menor ônus para todos.

Para atingir os objetivos do tratamento (ver Quadro 7.1), o médico deve fazer com que o paciente revele suas crenças sobre seus sintomas e, depois, deve explorar o conhecimento deste sobre os transtornos mentais, seus tratamentos e suas consequências. Assim, pode aplicar suas tarefas informativas e levar o paciente a aceitar e a entender o seu diagnóstico.

QUADRO 7.1

OBJETIVOS DO TRATAMENTO DA DISTIMIA

- Informar o paciente de que os sintomas são devidos a uma condição médica reconhecida.
- Promover a melhora dos sintomas distímicos, inclusive o aumento da autoestima.
- Evitar a interrupção precoce do tratamento.
- Prevenir: recaídas, recorrências e/ou recidivas dos sintomas, assim como episódios de depressão.
- Prevenir ou tratar outros transtornos psiquiátricos associados (comorbidades).

Um aspecto importante para que se possa atingir a aceitação do tratamento medicamentoso é informar o paciente sobre os efeitos adversos, o tempo necessário para que a melhora seja percebida e a duração necessária do tratamento.

> Um aspecto importante para que se possa atingir a aceitação do tratamento medicamentoso é informar o paciente sobre os efeitos adversos, o tempo necessário para que a melhora seja percebida e a duração necessária do tratamento.

FARMACOTERAPIA PARA DISTIMIA

Estudos clínicos

Akiskal e colaboradores foram os pioneiros na pesquisa farmacoterápica na distimia.[2-4,6] Em um estudo aberto, trataram pacientes com diferentes drogas (tricíclicos, inibidores da monoaminoxidase [IMAOs] e carbonato de lítio) e os subdividiram em três grupos: depressão caracterológica, depressão crônica primária de início tardio e depressão crônica secundária. A resposta positiva à farmacoterapia foi observada em 45% da amostra total e em 65% dos pacientes com depressão crônica primária de início tardio. Os estudos de Akiskal demonstraram que os pacientes que responderam ao tratamento apresentavam diminuição do período de latência do sono REM e tinham história familiar de depressão unipolar.

Apesar de o carbonato de lítio ter sido utilizado com sucesso nos estudos pioneiros de Akiskal,[2-4,6] devido aos efeitos adversos em longo prazo e ao risco de toxicidade, estudos com carbonato de lítio se tornaram raros na literatura da distimia.

> Apesar de o carbonato de lítio ter sido utilizado com sucesso nos estudos pioneiros de Akiskal,[2-4,6] devido aos efeitos adversos em longo prazo e ao risco de toxicidade, estudos com carbonato de lítio se tornaram raros na literatura da distimia.

Davidson e colaboradores[7] trataram 95 pacientes com depressão maior e 35 pacientes com depressão menor (*research diagnostic criteria* – RDC) em estudo controlado com isocarboxazida e placebo. A droga ativa foi significativamente superior ao placebo no tratamento da depressão maior, mas não na depressão menor. O trabalho não esclarece, no entanto, se a isocarboxazida foi idêntica ao placebo por falta de efeito terapêutico ou se o placebo também foi eficaz. Outros estudos com fenelzina[8,9] foram realizados, e esse IMAO clássico sempre se mostrou superior ao placebo e à imipramina em estudos controlados, denotando uma indicação mais específica para os IMAOs na distimia.

Em 1991, Keller e colaboradores[9] compararam mais de 300 pacientes com depressão maior e "depressão dupla" (quando há sobreposição de um episódio depressivo maior em uma distimia) tratados de forma similar. Observaram que a resposta à terapêutica da depressão dupla é mais difícil (39% na depressão dupla e 79% na depressão maior em 24 meses de tratamento). Talvez isso ocorra porque, mesmo com a remissão do quadro depressivo maior, o paciente com depressão dupla permanece com critérios para uma depressão menor e crônica. Além disso, quadros crônicos e limitantes acabam sendo confundidos com a própria personalidade; e a melhora parcial muitas vezes já satisfaz o paciente, fazendo com que o tratamento seja interrompido.

Versiani e Nardi[10] acompanharam 276 distímicos por quatro anos. Os pacientes foram divididos em três grupos e tratados com tranilcipromina, moclobemida ou com uma associação amitriptilina + clordiazepóxido. Após dois anos de tratamento, a medicação foi retirada, sendo observada uma taxa de recidiva de 89,1%. Esses dados demonstram que a distimia é um transtorno crônico e recidivante, responsivo à farmacoterapia. Durante o período de manutenção, as doses médias (± DP) foram: 44 ± 4,6 mg/dia para a tranilcipromina; 720 ± 15 mg/dia de moclobemida; e 5,2 ± 1,3 cápsulas/dia da associação amitriptilina + clordiazepóxido (cada cápsula contendo 12,5 mg de amitriptilina e 5 mg de clordiazepóxido). Os sintomas mais proeminentes foram "cansaço ou fadiga", "baixa autoestima", "dificuldade de concentração" e "sensação de desesperança" (76, 71,8, 65,2 e 63,8%, respectivamente). Outros sintomas, mais frequentes nos quadros agudos, como "alterações do apetite" e "alterações do sono", foram menos detectados (23,9 e 21,4%, respectivamente). Os resultados terapêuticos foram marcantes durante o tratamento, ocorrendo queda significativa (em torno de 70% dos escores iniciais) dos escores em 80% dos pacientes nas escalas utilizadas (Escala de Hamilton para Depressão, Escala of Sheehan para Incapacitação e Escala de Ajustamento Social). Apesar de 21,9% (n = 56) de abandono durante o estudo, o resultado foi considerado muito bom e, diferentemente de estudos anteriores, a melhora global observada na distimia pura foi similar à da depressão dupla.

> A moclobemida, um inibidor reversível da monoaminoxidase tipo A, também já foi estudada de forma controlada no tratamento da distimia.

A moclobemida, um inibidor reversível da monoaminoxidase tipo A, também já foi estudada de forma controlada no tratamento da distimia. Versiani e colaboradores[11] trataram 315 pacientes distímicos diagnosticados pelo SCID-I (Structured Clinical Interview for DSM-III-R), utilizando, de forma duplo-cega, moclobemida, imipramina ou placebo durante oito semanas. Depressão dupla estava presente em 102 pacientes, divididos nos três grupos: 35,2% com moclobemida, 35,0% com imipramina e 26,9% com placebo. As doses médias (± DP) foram de 650,0 ± 124,2 mg/dia de moclobemida, 203,2 ± 53,1 mg/dia de imipramina ou 4,7 ± 0,8 cápsulas de placebo. O critério de melhora foi o desaparecimento dos sintomas da distimia segundo a DSM-III-R. Os resultados de eficácia são apresentados na Tabela 7.1. A resposta ao placebo foi muito pequena (20,0%). É interessante notar que a moclobemida foi superior à imipramina em eficácia nos casos de depressão dupla. Talvez esse dado seja resultado da melhor tole-

TABELA 7.1 Resultados de estudo de eficácia da moclobemida comparada à imipramina ou placebo em pacientes distímicos[11]

Eficácia %	Pacientes total	Distímicos puros	Depressão dupla
Assintomáticos			
Moclobemida	59,6	53,7	70,3
Imipramina	48,9	49,2	48,4
Placebo	21,6	23,6	16,0
HAMD (melhora > 50%)			
Moclobemida	71,2	67,2	78,4
Imipramina	69,1	68,3	71,0
Placebo	29,9	30,6	28,0

rância à moclobemida, ocasionando menor abandono do tratamento e maior correção no uso do esquema terapêutico. Sem dúvida, os pacientes distímicos são mais sensíveis aos efeitos colaterais que aqueles com depressão maior. A moclobemida foi mais bem tolerada que a imipramina, e, por exemplo, a queixa de boca seca foi mais comum com a imipramina (52,4%) do que com a moclobemida (35,2%). A sonolência ocorreu em 13,6% dos pacientes que utilizaram imipramina, contra 3,7% dos tratados com moclobemida. Foi registrado abandono prematuro do estudo por 11 pacientes tratados com imipramina e 7 tratados com moclobemida.

Kocsis e colaboradores[12] foram os pioneiros no estudo da imipramina de modo controlado na distimia. Trataram 76 pacientes diagnosticados de acordo com os critérios do DSM-III. Desses pacientes, 96% também receberam o diagnóstico de depressão maior (depressão dupla). Resposta favorável foi observada em 45% daqueles tratados com imipramina e em 12% dos tratados com placebo. O seguimento desses pacientes demonstrou que o número de recidivas foi menor no grupo tratado com imipramina. O mesmo grupo de pesquisadores[13] estudou a resposta terapêutica de distímicos no uso de desipramina, sendo que essa foi eficaz em 70% dos pacientes na dose média de 221 mg/dia. Observou, ainda, 11% de recidiva no seguimento com desipramina contra 52% de recidiva com placebo.

Alguns pesquisadores[8,9,14] observaram os efeitos favoráveis de diferentes tricíclicos (doxepina, desipramina, amitriptilina) em estudos controlados com distímicos. Entretanto, Waring e colaboradores[15] relataram resultados preliminares negativos do uso de doxepina e terapia cognitiva conjugal em comparação ao placebo, sendo que não observaram diferenças entre o placebo e a doxepina.

Os inibidores seletivos da recaptação da serotonina (ISRSs) também têm sido estudados no tratamento da distimia. Hellerstein e colaboradores[16] trataram 35 pacientes distímicos (DSM-III-R) durante oito semanas, de forma duplo-cega, com fluoxetina ou placebo. A dose média de fluoxetina foi de 32,7 mg/dia. A fluoxetina foi significativamente superior ao placebo em algumas escalas utilizadas (HAMD, CGI), mas não no SCL-90. Outro estudo[14] comparou fluoxetina e trazodona, de forma duplo-cega, em 20 pacientes. Ambas as drogas foram igualmente eficazes. Dunner e Schmaling[17] trataram 18 pacientes com fluoxetina e os compararam a 13 distímicos tratados com terapia cognitiva durante 16 semanas. Os dois tratamentos foram igualmente eficazes. Em 2005, Devanand e colaboradores[18] compararam o efeito de fluoxetina e placebo em 90 pacientes distímicos idosos (com doses entre 20 e 60 mg de fluoxetina) e não encontraram diferença significativa, resultado divergente do observado nos estudos com adultos mais jovens recém-descritos.

Thase e colaboradores[19] realizaram o maior estudo controlado com sertralina *versus* placebo ou imipramina no tratamento da distimia. Nesse estudo, foram avaliados 416 pacientes com distimia primária de início precoce (DSM-III-R) por 12 semanas. A dose média final (± DP) de sertralina foi de 139,6 ± 58,5 mg/dia e a de imipramina foi de 198,0 ± 91,2 mg/dia, com os seguintes resultados: 50% dos pacientes em uso de sertralina, 44% em uso de imipramina e 28% com placebo demonstraram desaparecimento dos sintomas, não preenchendo mais os critérios diagnósticos para distimia. A sertralina foi mais bem tolerada que a imipramina. No grupo tratado com imipramina, 18% dos pacientes interromperam o tratamento devido aos efeitos indesejáveis; o mesmo ocorreu com 6% dos pacientes no grupo com sertralina e com 4% no grupo de pacientes utilizando placebo. Posteriormente, Ravindran e colaboradores[20] realizaram outro grande estudo duplo-cego, controlado, com sertralina *versus* placebo. Esses autores acompanharam 310 pacientes, com doses de sertralina entre 50 e 200 mg (N = 158) ou placebo (N = 152). Houve uma proporção significativamente maior de pacientes que responderam à sertralina em comparação ao placebo (o que era caracterizado por uma redução de 50% nos escores das escalas HAM-D, MADRS e CGI-I) e maior taxa de remissão (escores menores ou iguais a 8 na escala SIGH-SAD). Além disso, esses pacientes obtiveram melhores respostas no Questionário Battelle de qualidade de vida.

Dois estudos abertos realizados por Hellerstein e colaboradores com o citalopram (dose média de 39 mg/dia) e bupropiona (dose média de 364 mg/dia) também demonstraram a eficácia e a boa tolerabilidade dessas drogas para o tratamento da distimia.[21,22]

A classe dos inibidores da recaptação de serotonina e noradrenalina (IRSNs), representada pela venlafaxina e pela duloxetina, também vem sendo estudada para o tratamento desse transtorno. Ravindran e colaboradores[23] realizaram um estudo aberto com a venlafaxina com apenas 15 pacientes com distimia, com doses de 75 a 225 mg/dia, e encontraram boa eficácia e tolerabilidade dessa droga. O mesmo foi concluído por Koran e colaboradores[24] em um estudo aberto sobre a duloxetina, envolvendo 24 pacientes com distimia e depressão dupla, recebendo doses de 60 a 120 mg/dia. Até o momento, ainda não foram realizados estudos duplos-cegos, controlados com placebo, com essa classe de antidepressivos que confirmem esses resultados iniciais.

Outras drogas estudadas

As benzamidas são drogas dopaminérgicas que têm sido utilizadas há muitos anos no tratamento de depressão e esquizofrenia, principalmente a sulpirida. Há evidências de que esses neurolépticos, administrados em doses baixas, funcionem como agonistas dopaminérgicos. Lecrubier[25] tratou, durante seis meses, 219 pacientes com amilsuprida, comparando-a com imipramina ou placebo. As doses eram fixas em 50 mg/dia de amilsuprida e 100 mg/dia de imipramina. A resposta ao tratamento foi definida como sendo uma redução em 50% na Escala de Depressão de Montgomery-Asberg (MADRS). Assim, as taxas de resposta para amilsuprida, imipramina e placebo foram, respectivamente, 50, 47 e 29%. Ambas as drogas foram superiores ao placebo. A amilsuprida foi mais bem tolerada que a imipramina, o que resultou em 22% de término prematuro do tratamento com imipramina, contra 11% com amilsuprida.

Alguns pesquisadores sugeriram o seu emprego na distimia porque os distímicos teriam alguns sintomas em comum com a sintomatologia negativa esquizofrênica. Discordamos desse ponto de vista. A sintomatologia da distimia pode ser descrita como uma síndrome do humor depressiva e irritável, enquanto o esquizofrênico com sintomatologia negativa é mais bem descrito por uma síndrome apatoabúlica. Além disso, efeitos extrapiramidais e endócrinos têm sido descritos na literatura com o uso dessas drogas, e, como em todo tratamento em medicina, riscos e benefícios devem ser considerados.

> A sintomatologia da distimia pode ser descrita como uma síndrome do humor depressiva e irritável, enquanto o esquizofrênico com sintomatologia negativa é mais bem descrito por uma síndrome apatoabúlica.

Um outro estudo envolvendo a amilsuprida foi realizado em 2005 por Zanardi e colaboradores.[26] Nesse estudo, essa droga foi comparada à L-acetil-carnitina de forma duplo-cega, sendo constatada melhora importante nos dois grupos de pacientes (avaliados pela escala HAM-D), porém a tolerabilidade da L-acetil-carnitina foi maior quando comparada à da amilsuprida.

A ritanserina, um antagonista serotoninérgico 2A, foi estudada por Barkish e colaboradores[27] para o tratamento da distimia. Cinquenta pacientes foram tratados, de forma duplo-cega, com imipramina, ritanserina ou placebo por sete semanas. As doses máximas foram de 20 mg/dia de ritanserina ou 200 mg/dia de imipramina. A imipramina foi pouco superior à ritanserina em relação à eficácia, mas resultou em mais efeitos colaterais, especialmente os anticolinérgicos.

Estudos duplos-cegos estabelecem, portanto, que antidepressivos são mais eficazes que placebo na distimia. Até o momento, não há diferenças entre as classes de antidepressivos em termos de eficácia. Todas as classes estudadas têm se mostrado igualmente eficazes, sendo diferenciadas entre si apenas por seus efeitos colaterais, seu custo e suas interações medicamentosas (ver Tabela 7.2 para doses mínimas e máximas).

TABELA 7.2 Doses usuais de antidepressivos (expressas em mg/dia)

Fármaco	Dose
tranilcipromina	20 a 60
moclobemida	300 a 900
imipramina	50 a 300
clomipramina	75 a 300
amitriptilina	50 a 250
nortriptilina	50 a 150
maprotilina	25 a 150
mianserina	15 a 60
fluvoxamina	150 a 300
fluoxetina	20 a 60
paroxetina	20 a 60
sertralina	50 a 200
citalopram	10 a 60
escitalopram	5 a 20
nefazodona	300 a 600
venlafaxina	75 a 250
mirtazapina	15 a 45
duloxetina	60
bupropiona	150 a 300
trazodona	50 a 150
reboxetina	4 a 8

Princípios do tratamento

A prescrição para distímicos crônicos segue as mesmas regras do tratamento de depressão. A escolha do medicamento, no entanto, pode ser influenciada pela cronicidade do transtorno e pela probabilidade de comorbidade, assim como pela possibilidade de interação entre os medicamentos. As seguintes sugestões são baseadas em consensos existentes para o uso de antidepressivos:

1. Antidepressivos são eficazes em todas as formas de depressão, independentemente de sua etiologia. Em geral, quanto mais grave a depressão, mais eficaz o antidepressivo.

2. Antes de iniciar o tratamento, a condição do paciente deve ser avaliada para excluir causas orgânicas ou metabólicas da depressão. Deve-se sempre lembrar que os diagnósticos psiquiátricos são diagnósticos de exclusão.
3. O uso ou a dependência de drogas (álcool, benzodiazepínicos, anti-hipertensivos, etc.) deve estar presente no diagnóstico diferencial.
4. É importante engajar o paciente no tratamento, o que requer manejo sensível da relação médico-paciente. O uso de medicamentos antidepressivos é apenas parte da abordagem terapêutica. O programa terapêutico proposto deve ser discutido com o paciente.
5. Para evitar interrupção prematura do tratamento, tanto o médico como o paciente devem estar alertas para o período de latência entre o início da medicação e o início do efeito benéfico.
6. Se, após seis semanas, não se observar melhora do quadro, deve-se aumentar a dose e aguardar mais duas semanas.
7. Se, após oito semanas, o paciente não responder ao antidepressivo de primeira escolha em dose plena, um novo tipo de antidepressivo, seja da mesma classe, seja de uma classe diferente, deve ser tentado.[28]
8. Para a escolha de um antidepressivo apropriado, o perfil de segurança da droga deve ser cuidadosamente considerado em função das condições do paciente, da experiência prévia com antidepressivos da mesma classe, bem como das possibilidades de interação com outras drogas. Como regra geral, o antidepressivo com melhor perfil de segurança deve ser a primeira escolha (ver Quadro 7.2).
9. Alguns pacientes aceitam melhor o tratamento com antidepressivos quando a dose de início é a dose terapêutica plena. Isso não é possível com antidepressivos tricíclicos (ADTs). Nesse caso, é necessário um aumento gradativo da dose, principalmente em pacientes idosos, que podem apresentar maior sensibilidade aos efeitos tóxicos dos ADTs. Isso também é válido para pacientes com disfunção renal ou hepática. Alternativamente, a nova geração de antidepressivos (inibidores seletivos da recaptação da serotonina e inibidores da recaptação de serotonina e noradrenalina) pode ser usada em doses terapêuticas desde o início.
10. Pacientes e médicos devem estar cientes de que os antidepressivos podem afetar o desempenho em algumas tarefas, particularmente se ingeridos junto com álcool ou benzodiazepínicos.

Posologia

A determinação da dose em pacientes com distimia é realizada praticamente da mesma forma que para aqueles com transtorno depressivo. Tem-se

QUADRO 7.2
PRINCIPAIS EFEITOS ADVERSOS DOS DIFERENTES GRUPOS DE ANTIDEPRESSIVOS

Antidepressivos tricíclicos (ADTs)	Efeitos anticolinérgicos Sedação Ganho de peso Problemas sexuais Numerosas interações farmacológicas Toxicidade cardiovascular Toxicidade sistêmica
Inibidores irreversíveis da monoaminoxidase (IMAOs)	Estimulação do SNC Hipotensão Problemas sexuais Alteração do sono Numerosas interações farmacológicas Hepatotoxicidade Crises hipertensivas
Inibidores seletivos da recaptação da serotonina (ISRSs)	Distúrbios gastrintestinais Vertigens Náusea Anorexia Agitação Problemas sexuais Insônia
Inibidores reversíveis da MAO (IRMA)	Insônia Vertigem Náusea Cefaleia
Inibidores da recaptação de serotonina e noradrenalina (IRSNs)	Náusea Cefaleia Aumento da pressão arterial Insônia Problemas sexuais Agitação Sonolência

demonstrado de forma repetida a superioridade dos antidepressivos tricíclicos, em doses de 150 a 300 mg/dia, sobre o placebo. Os estudos com sertralina, fluoxetina, citalopram e bupropiona também mostram a superioridade dessas substâncias em relação ao placebo, em doses de 100 a 200 mg/dia de sertralina, 20 a 60 mg/dia de fluoxetina, 20 a 60 mg/dia de citalopram e 150 a 400 mg/dia de bupropiona. Já a moclobemida demonstra superioridade ao placebo em doses que vão de 300 a 900 mg/ dia; para a venlafaxina e a duloxetina, os estudos recomendam doses de 75 a 225 mg/dia e 60 a 120 mg/dia, respectivamente.

> É importante ressaltar que os pacientes distímicos necessitam de doses altas de antidepressivos, como as utilizadas em um episódio depressivo maior.

É importante ressaltar que os pacientes distímicos necessitam de doses altas de antidepressivos, como as utilizadas em um episódio depressivo maior. A dose alta proporciona melhora a um número significativo de indivíduos, diminuindo os casos de refratariedade, podendo, inclusive, levar a uma recuperação total. Assim como no tratamento de um episódio depressivo maior, sempre há pacientes que ficam assintomáticos com doses baixas, mas são exceção. Muitos distímicos se satisfazem com uma pequena melhora, mas esta não deve ser encarada como um sinal para não prosseguir com o aumento da dose; o objetivo do tratamento deve ser a melhora total. Um erro frequente do médico ao tratar a depressão dupla consiste em satisfazer-se com a remissão da depressão maior, considerando a distimia como "a personalidade" do paciente. Sabemos, hoje, que o não tratamento da distimia (ou de importantes sintomas depressivos residuais) está associado a uma maior taxa de recidiva da depressão maior e a complicações como abuso de drogas. Portanto, deve-se elevar a dose do antidepressivo objetivando a remissão total da sintomatologia depressiva, muitas vezes tornando o paciente "melhor do que era antes" (devido à remissão da distimia).[29]

Duração do tratamento antidepressivo

Como acontece no tratamento de outros transtornos depressivos, deve-se levar em consideração o tempo de latência para início da resposta antidepressiva. O surgimento do efeito terapêutico pode demorar de 2 a 6 semanas após o início do tratamento, atingindo-se o efeito completo sobre a sintomatologia aguda em 6 a 8 semanas. É essencial atingir a dose suficiente no período adequado de tempo.[29,30]

Atualmente, considera-se que o tratamento adequado para depressão requer mais do que a simples melhora dos sintomas agudos; é necessário um período de continuação a fim de consolidar a resposta favorável inicial. Mesmo que a duração exata do tratamento de continuação deva ajustar-se a cada paciente,[29,30] geralmente é recomendado um período de 4 a 9 meses após a remissão total dos sintomas agudos do primeiro episódio de depressão maior. Porém, cada vez mais, é reconhecida a necessidade de um período de tratamento profilático de pelo menos 12 meses, com o objetivo de prevenir possíveis recorrências. A distimia, dada a sua cronicidade, persistência e recuperação lenta, implica um tratamento *mais* longo. Assim, o mais adequado para a maioria dos pacientes com o transtorno parece ser um período de *dois anos de tratamento continuado*.[30]

Interações medicamentosas

O tratamento da distimia pode envolver o uso de associações de medicamentos, como antidepressivos, ansiolíticos e estabilizadores do humor. Além disso, os pacientes acometidos por transtornos do humor permanecem sob risco de desenvolver enfermidades clínicas que exigirão tratamento medicamentoso agudo ou crônico. Portanto, é extremamente comum que aqueles em uso de antidepressivos, ansiolíticos e estabilizadores do humor recebam prescrições de outros medicamentos, o que torna o conhecimento e a compreensão das interações medicamentosas fundamentais para os médicos que tratam pacientes com depressão e ansiedade.

> É extremamente comum que aqueles em uso de antidepressivos, ansiolíticos e estabilizadores do humor recebam prescrições de outros medicamentos, o que torna o conhecimento e a compreensão das interações medicamentosas fundamentais para os médicos que tratam pacientes com depressão e ansiedade.

As interações medicamentosas mais estudadas são as causadas pela ação das drogas sobre as enzimas P450. Para a melhor compreensão dessas interações, devemos entender os sistemas P450 como enzimas cujo papel natural é metabolizar tanto compostos endógenos como provenientes do meio ambiente. O papel dos medicamentos com relação a tais enzimas pode ser de substratos (quando simplesmente utilizam uma enzima específica como via de metabolização), inibidores (quando diminuem a eficiência da enzima) e de indutores (quando aumentam a eficiência da enzima). As drogas podem ser inibidoras ou indutoras de vias das quais não são substratos e podem, também, utilizar mais de uma via para sua metabolização. As principais enzimas P450 na espécie humana são 2D6 e 3A4, que, juntas, respondem por cerca de 80% da metabolização de fármacos. Outras formas importantes são 1A2, 2E1 e 2C19. Existe uma considerável variabilidade interindividual e entre grupos étnicos quanto à eficiência dessas enzimas.

Com relação aos antidepressivos, os tricíclicos de amina terciária dependem de 3A4 para sua conversão em aminas secundárias, que, posteriormente, são metabolizadas por 2D6. Os tricíclicos são considerados inibidores fracos 2D6 e 2C19. É fundamental recordar que possuem índice terapêutico estreito e, ao terem sua metabolização inibida, podem acumular-se e causar efeitos adversos potencialmente problemáticos, inclusive indução de arritmias.

Os inibidores seletivos da recaptação da serotonina são extremamente diferentes entre si quanto à influência sobre as enzimas P450 e à propensão a interações medicamentosas. A fluvoxamina é substrato 1A2 e 2D6 e inibidor potente 1A2 e 2C19. Os principais riscos de interação dizem respeito às metilxantinas, como a teofilina e a cafeína.

A fluoxetina é substrato 2D6 e 3A4 e inibidor 2D6. Seu metabólito norfluoxetina é um inibidor 3A4; assim, inibe a metabolização da maioria das drogas. Um dado adicional é que inibe seu próprio metabolismo e não tem uma relação linear entre dose e nível plasmático.

A paroxetina é substrato e potente inibidor 2D6. Pode, portanto, interagir com uma parcela significativa das drogas. Também inibe o próprio metabolismo.

A sertralina é um substrato 2C19, 2D6 e 3A4. Em doses iguais ou superiores a 150 mg, é um inibidor 2D6 moderadamente potente. Não inibe o próprio metabolismo.

O citalopram também é substrato 2C19, 2D6 e 3A4. Inibe fracamente 2D6 em qualquer dose e não inibe o próprio metabolismo.

O escitalopram apresenta perfil semelhante ao do citalopram e, teoricamente, a vantagem adicional da ausência do R-enantiômero. Com os dados hoje disponíveis, é considerado, ao lado do citalopram, o mais seguro ISRS em termos de interações medicamentosas.

A venlafaxina é um substrato e inibidor fraco 2D6. Considerada bastante segura em termos de interações medicamentosas, tem como única ressalva a via única de metabolização, sujeita à inibição competitiva de outros substratos 2D6.

A duloxetina é um substrato 1A2 e 2D6, inibidor fraco 1A2 e moderado 2D6.

A bupropiona é um substrato 2B6 e 2D6 e inibidor desta última. O índice terapêutico estreito pode gerar preocupações quanto ao rebaixamento do limiar convulsivo em condições de inibição do metabolismo.

A trazodona e a nefazodona são substratos 2D6 e 3A4. A nefazodona é um inibidor 3A4 potente e pode influenciar a metabolização da maioria das drogas. Não há consenso sobre a trazodona exercer efeito semelhante. É importante lembrar que alguns substratos 3A4 são arritmogênicos quando se acumulam.

A mirtazapina é um substrato 1A2, 2D6 e 3A4 e não inibe qualquer enzima. Pode ser colocada ao lado do milnaciprano, do citalopram e do escitalopram como os antidepressivos mais seguros em termos de interações medicamentosas.

> É importante lembrar que alguns substratos 3A4 são arritmogênicos quando se acumulam.

A última fase farmacocinética é a eliminação. Um parâmetro importante é a meia-vida de eliminação. Drogas com meia-vida muito curta necessitam de várias administrações diárias e são propensas a causar sin-

> Drogas com meia-vida muito curta necessitam de várias administrações diárias e são propensas a causar sintomas de abstinência.

tomas de abstinência. É o caso do alprazolam e da venlafaxina de liberação imediata. Drogas com meia-vida muito longa tendem a acumular-se e, no caso de efeitos adversos ou interações medicamentosas, tais intercorrências persistirão por longo tempo, mesmo após a suspensão do uso. É o caso da fluoxetina e de seu metabólito norfluoxetina.

A eliminação final da maioria dos psicofármacos é renal, e, em grande número de casos, pode ser necessário ajuste da dose em pacientes com insuficiência renal.

Em resumo, ao prescrever antidepressivos, ansiolíticos e estabilizadores do humor, o médico deve estar atento à possibilidade de interações medicamentosas. Na maioria absoluta dos casos, os pacientes que recebem as prescrições serão genotípica e fenotipicamente normais e metabolizarão as drogas de forma adequada. Em situações especiais, de polimedicação e perda ou aumento da eficiência dos sistemas enzimáticos, podem ocorrer problemas. Conhecer o conceito e as principais alterações permite contornar o problema sem superestimá-lo ou subestimá-lo.

Uso de benzodiazepínicos

Com frequência, outros fármacos são prescritos juntamente ao antidepressivo no tratamento da distimia, embora isso nem sempre se justifique. A presença de sintomas somáticos e a comorbidade com outros transtornos de ansiedade constituem fatores importantes para o elevado uso de benzodiazepínicos. Mesmo que os efeitos iniciais desses medicamentos na ansiedade e nas alterações do sono sejam indiscutíveis, sua eficácia não tem sido demonstrada no tratamento da distimia subjacente.

O uso de combinações de antidepressivos no tratamento da distimia, em geral, não é recomendado devido à possibilidade de interação farmacológica. O tratamento deve ser iniciado com uma classe de antidepressivo e, se não for obtido sucesso mesmo em dose máxima, um medicamento de outra classe deve ser tentado.

CONCLUSÃO

Os pacientes distímicos parecem ser mais sensíveis aos efeitos colaterais das medicações do que outros pacientes com transtornos do humor. Portanto, na seleção de um antidepressivo para tratar a distimia, uma consideração importante diz respeito ao perfil desses efeitos. Além disso, é fundamental informar o paciente a respeito do possível surgimento de efeitos indesejáveis, a fim de diminuir o risco de interrupção precoce do tratamento.

Apesar de não haver diferença de eficácia entre os antidepressivos disponíveis para o tratamento da distimia, os inibidores seletivos da recaptação da serotonina e os inibidores da recaptação de serotonina e noradrenalina já demonstraram ser mais bem tolerados e apresentar melhor relação custo/benefício do que os antidepressivos tricíclicos ou os IMAOs. A associação entre medicação e dose corretas, feitas em tempo ideal, e psicoterapia é a fórmula que, na prática clínica, resulta em melhor resultado terapêutico.

REFERÊNCIAS

1. Dysthymia in clinical practice. The WPA Dysthymia Working Group. *Br J Psychiatry.* 1995 Feb;166(2):174-83.
2. Akiskal HS. [Dysthymic disorder and its treatment]. Encephale. 1993 Jul;19 Spec No 2:375-8. French.
3. Akiskal HS. A proposed clinical approach to chronic and "resistant"depressions: evaluation and treatment. *J Clin Psychiatry.* 1985 Oct;46(10 Pt 2):32-7.
4. Akiskal HS. Chronic Depression. *Bull Menninger Clin.* 1991 Spring;55(2):156-71.
5. American Psychiatric Association. Diagnostic and statistical manual for mental disorders. 4th ed. Washington: American Psychiatric Press; 1994.
6. Akiskal HS. Dysthymia: clinical and external validity. *Acta Psychiatr Scand Suppl.* 1994;383:19-23.
7. Davidson JR, Giller EL, Zisook S, Overall JE. An efficacy of isocarboxazid and placebo in depression and its relationship to depressive nosology. *Arch Gen Psychiatry.* 1988 Feb;45(2):120-7.
8. Hirschfeld RM, Schatzberg AF. Long term management of depression. *Am J Med.* 1994 Dec 19;97(6A):33S-38S.
9. Keller MB, Lavori PW, Endicott J, Coryell W, Klerman GL. Double-depression: two-year follow-up. *Am J Psychiatry.* 1983 Jun;140(6):689-94.
10. Versiani M, Nardi AE. Distimia: características clínicas y consecuencias. In: Fraile MG, Sánchez JE, Pichot P, editores. Avances en trastornos afectivos. Barcelona: Ediciones en Neurociências; 1996. p. 75-86.
11. Versiani M, Nardi AE, Capponi R, Costa DA, Magistris H, Ucha Udabe R. Moclobemide compared with imipramine in the treatment of chronic depression (dysthymia DSM-III-R): a double-blind placebo-controlled trial. Clin Neuropharmacol 1992;15: (suppl 1)148b.
12. Kocsis JH, Sutton BM, Frances AJ. Long-term follow-up of chronic depression treated with imipramine. *J Clin Psychiatry.* 1991 Feb;52(2):56-9.
13. Marin DB, Kocsis JH, Frances AJ, Parides M. Desipramine for the treatment of "pure" dysthymia versus "double" depression. Am J of Psychiatry. 1994;151:1079-80.
14. Howland RH. Pharmacotherapy of dysthymia: a review. J Clin Psychopharmacol. 1991;11:83-92.
15. Waring EM, Chamberlaine CH, McCrank EW, Stalker CA, Carver C, Fry R, Barnes S. Dysthymia: a randomized study of cognitive marital therapy and antidepressants. Can J Psychiatry. 1988;33:96-9.
16. Hellerstein DJ, Yanowitch P, Rosenthal J, Samstag LW, Maurer M, Kasch K, et al. A randomized double-blind study of fluoxetine versus placebo in the treatment of dysthymia. Am J Psychiatry. 1993;150:1169-75.

17. Dunner DL, Schmaling KB. Treatment of dysthymia: fluoxetine versus cognitive therapy. Neuropsychopharmacology. 1994;10:234.
18. Devanand DP, Nobler MS, Cheng J, Turret N, Pelton GH, Roose SP, et al. Randomized, double-blind, placebo-controlled trial of fluoxetine treatment for elderly patients with dysthymic disorder. Am Geriatr J Psychiatry. 2005;13(1):59-68.
19. Thase ME, Fava M, Halbreich U, Kocsis JH, Koran L, Davidson J, et al. A placebo-controlled randomized clinical trial comparing sertraline and imipramine for the treatment of dysthymia. Arch Gen Psychiatry. 1996;53(9):777-84.
20. Ravindran AV, Guelfi JD, Lane RM, Cassano GB. Treatment of dysthymia with sertraline: a double-blind, placebo-controlled trial in dysthymic patients without major depression. J Clin Psychiatry. 2000;61(11):821-7.
21. Hellerstein DJ, Batchelder S, Kreditor D, Fedak M. Bupropion sustained-release for the treatment of dysthymic disorder: an open-label study. J Clin Psychiatry. 2001; 21(3):325-9.
22. Hellerstein DJ, Batchelder S, Miozzo R, Kreditor D, Hyler S, Gangure D, et al. Citalopram in the treatment of dysthymic disorder. *Int Clin Psychopharmacol.* 2004 May;19(3):143-8.
23. Ravindran AV, Charbonneau Y, Zaharia MD, Al-Zaid K, Wiens A, Anisman H. Efficacy and tolerability of venlafaxine in the treatment of primary dysthymia. Revue de psychiatrie et de neuroscience. 1998;23(5):288-92.
24. Koran LM, Aboujaoude EN, Gamel NN. Duloxetine treatment of dysthymia and double-depression: an open-label trial. J Clin Psychiatry. 2007;68(5):761-5.
25. Lecrubier Y. The treatment of dysthymics with a dopaminergic presynaptic blocker. Neuropsychopharmacology. 2004;10:302.
26. Zanardi R, Smeraldi E. A double-blind, randomised, controlled clinical trial of acetyl-L-carnitine vs. amisulpride in the treatment of dysthymia. Eur Neuropsychopharmacol. 2006;16(4):281-7.
27. Bakish D, Lapierre YD, Weinstein R, Klein J, Wiens A, Jones B, Horn E, et al. Ritanserin, imipramine, and placebo in the treatment of dysthymic disorder. *J Clin Psychopharmacol.* 1993 Dec;13(6):409-14.
28. Qaseem A, Snow V, Denberg TD, Forciea MA, Owens DK; Clinical Efficacy Assessment Subcommittee of American College of Physicians. Using second-generation antidepressants to treat depressive disorders: a clinical practice guideline from the American College of Physicians. *Ann Intern Med.* 2008 Nov 18;149(10):725-33.
29. Aboya E, Nardi AE, Figueira I, Mendlowicz M, Marques-Portella C, Ventura P, et al. Abordagens biológicas e cognitivo-comportamentais na depressão. J. bras. psiquiatr. 1992;41:481-94.
30. Frances A, Voss CB. Treatment planning. Dysthymic disorder complicated by bouts of major depression. Hosp Community Psychiatry. 1987;38:461-3.

8

Abordagens psicossociais da distimia

Mireia C. Roso
Luis Felipe de Oliveira Costa
Ligia Montenegro Ito

A importância das abordagens psicossociais no tratamento dos transtornos psiquiátricos já encontra-se bem estabelecida. Nos transtornos do humor e, especificamente, no tratamento da distimia, as dificuldades de aderência do paciente e da família ao tratamento farmacológico, a prevalência de fatores psicológicos e sociais influenciando o curso da doença e seu caráter crônico tornam essas intervenções imprescindíveis.

De maneira geral, a não aderência ao tratamento é resultado da falta de entendimento ou aceitação do diagnóstico. Paciente e familiares, muitas vezes, não entendem o caráter crônico da doença, não aceitam a medicação, não compreendem a necessidade do tratamento contínuo, não identificam sintomas residuais (subsindrômicos) e não estão orientados a prevenir fatores de risco que levam a recaídas constantes.

Os fatores psicológicos e sociais que influenciam o curso da doença estão diretamente relacionados aos prejuízos causados pelos sintomas, que se tornam cada vez mais graves em função da falta de um diagnóstico precoce e da demora em iniciar um tratamento eficaz. São frequentes a perda ou diminuição da vida produtiva e o aumento de conflitos interpessoais, inicialmente decorrentes da sintomatologia depressiva, e que se agravam ao longo do tempo, piorando o curso e a evolução da doença.

Sendo assim, o tratamento farmacológico, apesar de prioritário, algumas vezes não é suficiente para uma recuperação completa (sintomática e funcional) do paciente, e as abordagens psicossociais têm demonstrado cada vez mais sua eficácia na melhora desses fatores e na obtenção de uma melhor qualidade de vida ao longo do tratamento.

> O tratamento psicológico da distimia segue os mesmos princípios do tratamento psicológico da depressão, assim, as estratégias de intervenção são as mesmas.

O tratamento psicológico da distimia segue os mesmos princípios do tratamento psicológico da depressão, assim, as estratégias de intervenção são as mesmas.

A eficácia da psicoterapia no tratamento da depressão tem sido, nos últimos anos, motivo de diversas publicações na literatura. Apesar das dificuldades encontradas na realização de estudos controlados em psicoterapia, há evidência considerável de que terapias breves e focais, como as terapias cognitivas e comportamentais, incluindo a combinação de técnicas das duas abordagens (terapia cognitivo-comportamental, TCC), e a terapia interpessoal apresentam melhores resultados na redução de sintomas depressivos.

Além das abordagens psicoterápicas, a psicoeducação tem sido cada vez mais utilizada como adjuvante no tratamento de diversos transtornos psiquiátricos, e sua eficácia no tratamento da depressão também já se encontra bem estabelecida.[1]

A seguir serão apresentados os pressupostos que embasam cada uma dessas abordagens no tratamento psicológico de distimia ou depressão. É preciso esclarecer, no entanto, que tais pressupostos não dizem respeito à origem do transtorno, tampouco negam a presença de uma vulnerabilidade biológica, mas referem-se ao funcionamento psicológico que o caracteriza.

TERAPIA COMPORTAMENTAL

A terapia comportamental para distimia ou depressão parte do pressuposto de que os sintomas depressivos manifestam-se e persistem quando a capacidade do indivíduo em conseguir reforços no ambiente está prejudicada. Tal prejuízo pode ser secundário ao déficit nas habilidades sociais necessárias para esse fim. Nessa terapia, o planejamento das atividades cotidianas realizadas pelo paciente e o desenvolvimento de habilidades sociais são aspectos importantes, uma vez que melhoram a capacidade de se obter os reforços necessários, bem como de lidar com experiências aversivas que possam, também, estar mantendo a depressão.

TERAPIA COGNITIVA DE BECK

De maneira geral, a terapia cognitiva de Beck[2] supõe que as crenças que as pessoas têm a respeito de si mesmas e das situações a sua volta determinam a interpretação que fazem de suas experiências e, portanto, do que sentem. Denominadas crenças básicas ou esquemas, podem, em alguns casos, mostrar-se pouco flexíveis, absolutistas e restritivas. Quando isso ocorre, dizemos que as crenças são disfuncionais. A presença dessas crenças é que gera, segundo Beck, a patologia. No caso da depressão, crenças disfuncionais, geralmente relacionadas a não ser amado ou ser inadequado, produzem pensamentos negativos que distorcem a percepção da realidade e afetam significativamente o comportamento do indivíduo, gerando e mantendo os sintomas.

> No caso da depressão, crenças disfuncionais, geralmente relacionadas a não ser amado ou ser inadequado, produzem pensamentos negativos que distorcem a percepção da realidade e afetam significativamente o comportamento do indivíduo, gerando e mantendo os sintomas.

Acreditar que o valor pessoal depende inteiramente do sucesso, ou que ser amado é essencial para a felicidade, pode favorecer a indução de humor depressivo diante do fracasso ou da rejeição. A identificação e modificação dessas crenças "distorcidas" são elementos centrais nesse tipo de psicoterapia.

TERAPIA COGNITIVO-CONSTRUTIVISTA

A concepção construtivista, derivada da terapia cognitiva, também entende que o comportamento do indivíduo é reflexo da interpretação que ele faz de si mesmo e do mundo, ou melhor, dos significados que ele atribui às suas experiências. Porém, essa concepção não focaliza os pensamentos e crenças ou suas possíveis distorções. Ao

> A concepção construtivista, derivada da terapia cognitiva, também entende que o comportamento do indivíduo é reflexo da interpretação que ele faz de si mesmo e do mundo, ou melhor, dos significados que ele atribui às suas experiências.

contrário, o construtivismo focaliza as emoções, mais especificamente os esquemas emocionais, construídos desde a infância, e que dão origem àquelas interpretações cognitivas (crenças e pensamentos). Os esquemas emocionais vão sendo construídos desde a infância em um processo constante de ordenação das experiências que temos ao longo da vida. Esse processo de ordenação forma a denominada "organização do significado pessoal", uma espécie de "mapa do mundo" que vai guiando a nossa percepção. A depressão manifesta-se ou mantém-se quando o indivíduo não se sente autorizado a reconhecer e validar determinadas emoções ou quando essas emoções não são coerentes com a organização de seu significado pessoal.

TERAPIA INTERPESSOAL

A terapia interpessoal supõe que a depressão sempre ocorre em um contexto social e interpessoal. Compreender esse contexto auxilia o indivíduo a identificar, enfrentar e resolver os sintomas depressivos.

> A terapia interpessoal supõe que a depressão sempre ocorre em um contexto social e interpessoal. Compreender esse contexto auxilia o indivíduo a identificar, enfrentar e resolver os sintomas depressivos.

As relações interpessoais podem apresentar problemas específicos que são focalizados nessa terapia. Quatro tipos de problemas interpessoais são identificados: o luto (por morte real), disputas interpessoais (com parceiros, filhos, colegas, etc.), mudanças de papel (novo emprego, casamento, etc.) e déficits interpessoais (isolamento, timidez). A terapia tem como objetivo a compreensão e a resolução dos problemas interpessoais identificados. Uma vez relacionados aos sintomas depressivos, a solução desses problemas possibilita a melhora dos sintomas, bem como a prevenção de recaídas.

PSICOEDUCAÇÃO

As abordagens psicoeducacionais são intervenções de caráter educativo e psicológico que visam educar paciente e/ou familiares sobre a doença e seu tratamento. Entretanto, não se trata apenas das atividades informativas, mas também do impacto dessas informações, discutindo a maneira de colocá-las em prática, propiciando a troca de experiências e aumentando o senso de pertencimento a um grupo.

Os objetivos da psicoeducação podem ser divididos em:

Principais

- Aumentar o conhecimento sobre a doença
- Aprender a detectar sinais de recaída
- Aumentar a aderência ao tratamento

Secundários

- Controlar fatores de risco para recaídas
- Evitar o uso de substâncias psicoativas
- Regularizar hábitos
- Prevenir o suicídio

Desejáveis

- Aprender a lidar com os prejuízos causados pela doença
- Aumentar o funcionamento social entre os episódios
- Lidar com possíveis sintomas subsindrômicos
- Aumentar o bem-estar e a qualidade de vida

No tratamento da distimia, o programa psicoeducacional deve incluir:

- Informações sobre a doença: a diferença entre tristeza e depressão, os principais sintomas, a origem biológica do transtorno, os estigmas e preconceitos existentes em relação ao diagnóstico

- Informações sobre o tratamento: a importância da farmacoterapia, a necessidade de administrar os efeitos colaterais, a utilidade de terapias complementares e os preconceitos relacionados ao uso de medicações psiquiátricas
- Discussão sobre os fatores psicológicos e sociais que interferem no curso da doença e funcionam como gatilhos para recaídas
- Prevenção de recaídas por meio da identificação de sinais prodrômicos, do planejamento das medidas a serem adotadas quando da detecção dos sinais prodrômicos e da participação da família

As informações devem ser dadas em uma linguagem simples e precisa. A psicoeducação pode estar associada ao tratamento farmacológico ou fazer parte de qualquer modalidade de psicoterapia descrita.

O Programa Grupo de Estudos de Doenças Afetivas (PROGRUDA) do Instituto de Psiquiatria do Hospital das Clínicas da Universidade de São Paulo iniciou o estudo e a implantação de intervenções psicoeducacionais em 1997 e oferece grupos abertos de psicoeducação sobre transtornos do humor, com frequência mensal e duas horas de duração.

TERAPIA COGNITIVO-COMPORTAMENTAL

Uma vez que, dentre as diversas abordagens psicoterápicas apresentadas, a combinação das terapias cognitiva e comportamental (TCC) tem sido a mais utilizada e eficaz, apresenta-se, a seguir, o procedimento que essa terapia adota no tratamento da distimia.

Etapas do tratamento

Avaliação

Esta etapa consiste na caracterização do problema, ou seja, procura-se identificar o comportamento disfuncional, os eventos que o antecedem, as consequências e quaisquer outras condições que possam afetá-lo ou influenciá-lo. Visto que essa etapa ajudará no planejamento da terapia, deve incluir:

1. Descrição, duração e gravidade do problema, grau de incapacitação e repertórios de que o paciente dispõe.
2. Presença de cognições depressivas e intenção suicida.
3. Necessidade de medicação.
4. Problemas clínicos associados.

5. Avaliação dos fatores socioemocionais e implicações familiares, em particular o impacto que o problema causa nas relações sociais, os ganhos secundários da doença, proteção exagerada ou rejeição, nível de isolamento social e interferência da família na manutenção dos sintomas.

Ao longo de toda a terapia, o terapeuta procura construir uma conceptualização do caso do paciente, que levará em conta os dados obtidos na avaliação inicial e os aspectos observados ao longo da terapia. Por esse motivo, deverá ser constantemente atualizada.

A conceptualização leva em conta o diagnóstico, os principais problemas atuais (como se desenvolveram e como são mantidos), as crenças e os pensamentos disfuncionais associados a esses problemas e as emoções e os comportamentos associados a esses pensamentos. Além disso, o terapeuta formula hipóteses sobre quais experiências contribuíram para o surgimento do problema, quais as crenças que a pessoa possui sobre si mesma, as expectativas e regras que orientam suas reações, como a pessoa lida com essas crenças disfuncionais, como vê a si mesma, os outros, seu mundo pessoal e o futuro. A Figura 8.1 apresenta um exemplo de conceptualização de um caso de distimia.

DADOS DA HISTÓRIA DE VIDA
Mãe submissa, demandando mais cuidados do que cuidando.
Pai muito exigente e severo.
⇩
CRENÇA CENTRAL
"Eu não sou amado."
⇩
CRENÇA CONDICIONAL
"Se eu não agradar sempre, nunca serei aceito."
"Devo ser sempre o melhor para que os outros me respeitem."
⇩
SITUAÇÃO = Pensamentos negativos automáticos
Aula difícil = "Isso é difícil demais. Jamais entenderei e ninguém gostará de mim."
⇩
REAÇÃO
EMOCIONAL tristeza
COMPORTAMENTAL desistir do curso
FISIOLÓGICA dor no peito, angústia

FIGURA 8.1
Conceptualização de um caso de distimia.

A conceptualização é realizada em termos cognitivos de modo a orientar a maneira pela qual a terapia deve acontecer: quando focalizar um problema específico, um pensamento automático, uma crença ou um comportamento, que técnicas escolher e como melhorar o relacionamento terapêutico. Torna-se, também, importante para o desenvolvimento da empatia, uma vez que permite ao terapeuta compreender o que o paciente sente, como chegou a essa situação, etc.

Sempre que houver dificuldade em obter do paciente informações detalhadas sobre o problema, é necessário entrevistar um membro da família.

O uso de um diário elaborado pelo paciente, incluindo data, ambiente físico para a ocorrência de pensamentos negativos e comportamentos disfuncionais associados, é muito útil nessa fase, visto que pode servir como um guia para o planejamento do tratamento.

Concluída a fase de avaliação, o terapeuta explica o tratamento em todos os seus detalhes e esclarece que a terapia ajudará o paciente a detectar e reduzir muitos sintomas depressivos. Oferecer ao paciente um folheto impresso, contendo informações sobre a doença e os princípios da terapia, também é útil para garantir uma maior compreensão do que foi abordado durante a consulta. A frequência e a duração da terapia, bem como a informação de que a colaboração é imprescindível para o sucesso do tratamento, são estabelecidas nesse contrato inicial de trabalho.

Definição de problemas e objetivos

O caráter focal e diretivo da TCC, a que já nos referimos, exige que os principais problemas a serem tratados e os respectivos objetivos a serem atingidos sejam formulados de modo operacional. As tarefas escolhidas devem corresponder a um alvo que necessite de intervenção imediata e respeitar a capacidade do paciente em executá-las.

No caso da distimia, a própria irritabilidade que caracteriza o quadro clínico é, muitas vezes, fonte de culpa. Um objetivo inicial pode ser a identificação de situações que aumentam essa irritabilidade e a discussão de alternativas para seu manejo. O treino de assertividade pode ser um bom recurso para isso, oferecendo ao indivíduo um instrumento que o ajude a expressar suas emoções de maneira menos "agressiva".

Outro objetivo é o aumento de atividades prazerosas, habilitando o paciente a ampliar a percepção que tem de si mesmo, incluindo sua capacidade de buscar esse tipo de satisfação, apesar das possíveis adversidades de sua vida.

> O treino de assertividade pode ser um bom recurso para isso, oferecendo ao indivíduo um instrumento que o ajude a expressar suas emoções de maneira menos "agressiva".

Sessões

Terapeuta e paciente planejam juntos uma agenda dos problemas que serão discutidos na sessão, na qual também são incluídos um resumo dos acontecimentos desde a última consulta e uma revisão e elaboração das tarefas de casa referentes às atividades executadas pelo paciente. Um ou dois problemas são eleitos para serem abordados na sessão e, para cada um, deve-se sempre aplicar uma estratégia cognitiva. Durante e ao final de cada consulta, o paciente é convidado a expor o que aprendeu naquela sessão e a utilidade desse aprendizado para situações futuras.

> Durante e ao final de cada consulta, o paciente é convidado a expor o que aprendeu naquela sessão e a utilidade desse aprendizado para situações futuras.

As principais técnicas cognitivo-comportamentais são descritas resumidamente a seguir e encontram-se disponíveis em Fennell.[3]

- Programar atividades: terapeuta e paciente planejam um esquema de atividades a serem realizadas entre as sessões, com os respectivos pensamentos e emoções que devem ser relatados em um diário.
- Definir e identificar pensamentos negativos automáticos: o paciente é instruído a prestar atenção em seus pensamentos para identificar seu conteúdo e suas consequências.
- Explorar alternativas: o paciente deve procurar alternativas para o pensamento identificado, além daquela evocada de forma imediata.
- Analisar erros de lógica: o terapeuta analisa com o paciente a lógica contida nos pensamentos e identifica seus erros e distorções. Os erros de lógica mais comuns são catastrofizar as consequências de seus sentimentos e ações, subestimar sua capacidade para lidar com eventos, basear seu julgamento no que sentiu e não no que fez, estabelecer padrões de conduta inatingíveis, entre outros.
- Testar hipóteses: o paciente é ensinado a analisar seus pensamentos como hipóteses prováveis e não como fatos, podendo, assim, testá-los.
- Realizar retribuição: terapeuta e paciente analisam as circunstâncias fora de seu controle que causam uma emoção negativa, diminuindo, assim, a tendência do paciente a se responsabilizar totalmente por elas.
- Identificar e modificar pressupostos disfuncionais: o paciente é orientado a identificar seu sistema de crenças, incluindo o que pensa sobre seu bem-estar, o que é certo e errado, etc., buscando maior flexibilidade e menor exigência.
- Realizar diálogo interno: o paciente aprende a questionar os pressupostos disfuncionais por meio de uma conversa interior, o que deve

ser feito com o auxílio das seguintes questões: qual a evidência de que esse pensamento é verdadeiro? Que outras alternativas eu teria para pensar, além desta? Quais as vantagens e desvantagens em pensar dessa maneira? Quais os erros lógicos mais comuns contidos nessa forma de pensar?

Em todas as técnicas utilizadas, terapeuta e paciente trabalham juntos, planejando estratégias para lidar com as crenças e os pensamentos identificados como hipóteses a serem testadas e não como verdades absolutas.

Término do tratamento e prevenção de recaídas

Quando o objetivo do tratamento for o alívio dos sintomas, considera-se que o trabalho está concluído quando o paciente não mais apresenta os sintomas que caracterizavam seu quadro clínico. O paciente deve saber lidar, por si próprio, e em situações rotineiras, com as principais estratégias aprendidas, sendo capaz de reconhecer um pensamento negativo e modificá-lo.

Um aspecto importante nessa abordagem é a prevenção de recaídas. Por isso, o paciente é alertado sobre a possibilidade de recaída e instruído a identificar situações futuras que possam facilitar um episódio distímico. O paciente deve ser informado de que, nesses casos, quando necessário, algumas sessões de reforço serão suficientes para obtenção de melhora. Um programa de manutenção é elaborado, enfatizando-se a importância da continuidade da aplicação das técnicas aprendidas. É importante que o paciente seja assistido no seguimento, com retornos mensais que se tornam mais espaçados ao longo do tempo.

> É importante que o paciente seja assistido no seguimento, com retornos mensais que se tornam mais espaçados ao longo do tempo.

O objetivo do tratamento pode ir além do alívio de sintomas, por exemplo, quando a resposta ao tratamento é parcial ou quando a demanda do paciente é a de uma psicoterapia que amplie o conhecimento que tem de si mesmo, mais que apenas seu quadro clínico. Nesse caso, abordagens que incluam a narrativa de sua história de vida e o trabalho com suas relações sociais e interpessoais mostram-se úteis. Abordagens construtivistas e/ou de terapia interpessoal têm se mostrado cada vez mais eficazes nesse sentido. É importante que, em um futuro próximo, tais abordagens possam ser testadas adequadamente a fim de comprovar uma eficácia já conhecida na prática clínica.

A EFICÁCIA DAS ABORDAGENS PSICOSSOCIAIS NO TRATAMENTO DA DISTIMIA – REVISÃO DA LITERATURA

Terapia cognitivo-comportamental

A eficácia da terapia cognitiva associada ao tratamento antidepressivo já foi extensamente demonstrada na literatura.[4] A combinação dessa terapia com técnicas comportamentais (TCC) mostrou-se particularmente eficaz em estudos de seguimento, superando os resultados terapêuticos obtidos com algumas medicações antidepressivas usadas isoladamente.[5] Uma vez estabelecida a eficácia dessas abordagens, os estudos voltaram-se para aspectos específicos que pudessem ampliar o conhecimento sobre o que exatamente funciona em cada uma delas e nas diferentes formas clínicas da depressão. Por essa razão, mesmo nas revisões mais recentes,[6,7] os estudos controlados que apresentam dados sobre a eficácia da TCC no tratamento da depressão datam das décadas passadas (Tabela 8.1).

O interesse dos autores tem se voltado, nos últimos anos, a verificar se há diferença no índice de eficácia quando a intervenção se inicia ainda na fase aguda ou apenas na fase de manutenção da melhora alcançada com o tratamento farmacológico. Estudos desse tipo tiveram início já no final dos anos de 1990.

Blackburn e Moore[8] compararam 75 pacientes deprimidos utilizando antidepressivos tricíclicos, seguidos por dois anos e separados em três grupos: o primeiro grupo recebeu apenas o tratamento farmacológico, tanto na fase aguda como na de manutenção; o segundo grupo recebeu apenas a TCC na fase aguda e na de manutenção; e o terceiro grupo recebeu apenas o tratamento farmacológico na fase aguda e TCC na fase de manutenção. Não houve

TABELA 8.1 Estudos controlados sobre a eficácia da terapia cognitivo-comportamental (TCC) no tratamento da depressão

Estudo	Anos seguimento	TCC – índice de recaída	Controles – índices de recaída
Kovacs (1981)	1	35%	56%
Beck (1985)	1	45%	18%
Simons (1986)	1	12%	66%
Blackburn (1986)	2	21%	78%
Miller (1990)	1	46%	82%
Mclean (1990)	2,25	36%	72%
Bowers (1990)	1	20%	80%
Evans (1992)	2	21%	50%
Shea (1992)	1,5	36%	50%

Adaptada de: Almeida e Lotufo Neto,[6] e Equiluz e colaboradores[7].

diferença significativa no número de recaídas apresentado pelos três grupos ao longo do seguimento (31, 36 e 24%, respectivamente), mas o último grupo, que recebeu a TCC apenas na manutenção, mostrou o menor índice de recaídas, indicando que a utilização da TCC apenas na fase de manutenção pode ser útil na prevenção de recaídas.

No mais longo estudo de seguimento desse tipo, Fava e colaboradores[9,10] acompanharam 40 pacientes com diagnóstico de depressão por seis anos. Todos foram inicialmente tratados com antidepressivos e apresentaram remissão da sintomatologia. No seguimento, visando a melhora dos sintomas residuais, os pacientes foram divididos em dois grupos. O primeiro fez a manutenção do tratamento apenas com o manejo clínico padrão, e o segundo recebeu a associação de TCC. O grupo submetido à complementação de TCC apresentou um número significativamente menor de recaídas (40%) comparado ao controle (90%) no seguimento de seis anos. Os autores concluíram que o uso da TCC na manutenção do tratamento farmacológico melhora o desfecho a longo prazo no tratamento de pacientes deprimidos.

A necessidade de complementar o tratamento farmacológico com técnicas psicoterápicas para tratar sintomas residuais em pacientes distímicos levou alguns autores a formular um programa de TCC específico para esse fim. Esse programa supõe que os sintomas residuais são decorrentes da presença de cognições disfuncionais de impotência, desamparo e fracasso vinculadas a um estilo interpessoal distante e não adaptativo, características frequentes em deprimidos crônicos. O programa utiliza técnicas cognitivas, comportamentais e da terapia interpessoal, sendo conhecido na literatura como Cognitive Behavioral Analysis System of Psychotherapy (CBASP).[11]

Em um estudo multicêntrico controlado para avaliar a eficácia desse programa, 681 pacientes com depressão crônica foram divididos em três grupos: o primeiro foi tratado com nefazodona em dose máxima de 600 mg/dia, o segundo foi submetido ao programa CBASP e o terceiro recebeu a combinação dos dois tratamentos. O último grupo apresentou índices maiores de remissão de sintomas e resposta considerada satisfatória (Hamilton < 50% da avaliação inicial) do que os demais ao final de 12 semanas de tratamento (nefazodona 48%, CBASP 48%, combinação 73%).[11]

Para reproduzir e ampliar esse estudo, o National Institute of Mental Health (NIMH) iniciou em 2007 um estudo multicêntrico conhecido como Research Evaluating the Value of Augmenting Medications with Psychotherapy (REVAMP), cujo objetivo principal é avaliar a eficácia da psicoterapia complementar (CBASP) no tratamento da depressão que não apresentou remissão total após um ensaio clínico utilizando antidepressivos (sertralina, citalopram, bupropriona, venlafaxina, mirtrazapina) seguindo as normas internacionais de otimização.

Os objetivos secundários desse estudo são: comparar a eficácia da adição da CBASP nos tratamentos que apresentaram a necessidade de mudança farmacológica (troca ou aumento) e verificar a eficácia específica da CBASP quando comparada à terapia de apoio (placebo). O estudo ainda está em fase de coleta de dados e não há resultados publicados até o momento.

Terapia interpessoal

Apesar do consenso existente na área quanto à utilidade da terapia interpessoal (TI), especialmente quando associada ao tratamento antidepressivo, ainda são poucos os estudos controlados que demonstram sua eficácia. Na revisão de Equiluz e colaboradores[7] constam os estudos iniciais feitos nos anos de 1990: o programa para tratamento da depressão do NIMH, coordenado por Elkin e colaboradores,[12,13] e o programa do grupo de Pittsburgh, coordenado por Ellen Frank,[14,15] ambos comprovando a eficácia da associação da terapia interpessoal na melhora de sintomas depressivos. Mais recentemente, aproximando-se do ano 2000, são citados apenas três estudos controlados.

Reynolds e colaboradores[16] avaliaram 187 deprimidos em um estudo duplo-cego que incluía o tratamento com nortriptilina, nortriptilina associada a terapia interpessoal (TI), placebo e placebo associado a TI. No seguimento de dois anos, as recaídas foram mais frequentes no grupo que utilizou placebo (90%) e significativamente menos frequentes no grupo em que a TI foi associada a nortriptilina (20%). Em 2002, Browne e colaboradores[17] utilizaram o mesmo desenho em um estudo com 707 pacientes, utilizando a sertralina como antidepressivo. O grupo que recebeu a sertralina apresentou melhora significativa com ou sem a associação de TI; entretanto, o grupo que recebeu o tratamento combinado foi o que apresentou o menor índice de abandono do tratamento.

Feijó e colaboradores[18] compararam 35 pacientes distímicos divididos em dois grupos, um que recebeu apenas o tratamento com moclobemida e o outro a associação de moclobemida e TI. Apesar do tamanho pequeno da amostra, esse estudo não demonstrou diferença nas medidas de melhora entre os dois grupos. Da mesma forma, Hellerstein e colaboradores[19] não encontraram diferença na associação de TI ao tratamento de manutenção de pacientes distímicos tratados com fluoxetina. Porém, houve uma melhora na qualidade de vida dos pacientes que fizeram a manutenção com o tratamento combinado.

Psicoeducação

Não há estudos específicos na literatura sobre a eficácia da psicoeducação no tratamento da distimia, mas sabe-se de sua eficácia comprovada em diversos estudos com pacientes bipolares, especialmente na melhora da adesão ao tratamento, na diminuição de recaídas e hospitalizações.[1,20-23]

O que a literatura apresenta em relação à psicoeducação e depressão ou distimia são dois estudos naturalísticos. O primeiro avaliou a influência da psicoeducação a respeito da origem biológica da depressão, na procura por tratamento entre 299 universitários divididos em quatro grupos: um que recebeu psicoeducação sobre os aspectos biológicos da depressão, outro que recebeu apenas informações sobre a importância de diminuir o estigma relacionado à depressão, um terceiro grupo que recebeu as duas formas de psicoeducação (aspectos biológicos e desestigmatização) e um último grupo (controle) que não passou por psicoeducação de qualquer tipo. Os autores demonstram que o grupo que recebeu psicoeducação sobre os aspectos biológicos da depressão procurou mais ajuda profissional para a realização de diagnóstico ou para iniciar um tratamento no seguimento de duas semanas. Os achados desse estudo são interessantes para confirmar a impressão, frequente na prática clínica, de que, ao entender a origem biológica, o indivíduo legitima a depressão como uma doença médica, aumentando, assim, sua motivação para procurar tratamento.[24]

No segundo estudo naturalístico encontrado na literatura, 102 pessoas foram submetidas a uma única sessão de psicoeducação sobre depressão e avaliadas por meio do Inventário de Beck.[2] Os indivíduos que apresentaram índices elevados nesse inventário e, portanto, poderiam apresentar sintomas depressivos (o inventário não é diagnóstico) mantiveram os benefícios da psicoeducação no seguimento feito dois anos após o estudo, sugerindo que mesmo uma forma breve de psicoeducação promove benefícios duradouros em pessoas que reconhecem o problema e apresentam sintomas.[25]

REFERÊNCIAS

1. Colom F, Lam D. Psychoeducation: improving outcomes in bipolar disorder. J Clin Psychiatry. 2008;69(2):233-9.
2. Beck AT, Rush AJ, Shaw BF, Emery G. Cognitive therapy of depression. New York: Guilford; 1979.
3. Fennell MJV. Depression. In: Hawton K, Salkovskis PM, Clark DM, editors. Cognitive behaviour therapy for psychiatric problems: a pratical guide. Oxford: Oxford University; 1989.

4. Scott J, Teasdale JD, Paykel ES, Jhonson AL, Abbott R, Hayhurst H, et al. Effects of cognitive therapy on psychological symptoms and social functioning in residual depression. Br J Psychiatry. 2000 Nov;177:440-6.
5. Fava GA, Grandi S, Zielesny M, Rafanelli C, Canestrari R. Four-year outcome for cognitive behavioral treatment of residual symptoms in major depression. Am J Psychiatry. 1996 Jul;153(7):945-7.
6. Almeida AM, Lotufo Neto F. Revisão sobre o uso da terapia cognitiva-comportamental na prevenção de recaídas e recorrências depressivas. Rev Bras Psiquiatr. 2003;25(4):239-44.
7. Eguiluz I, Baldomero EB, Alvarez E, Bousoño M, Martins M, Roca M et al. Psicoterapia en la depresión a largo plazo. Actas Esp Psiquiatr. 2008;36(Suppl. 1):26-34.
8. Blackburn IM, Moore RG. Controlled acute and follow-up trial of cognitive therapy and pharmacotherapy in out-patients with recurrent depression. Br J Psychiatry. 1997 Oct;171:328-34.
9. Fava GA, Rafanelli C, Grandi S, Canestrari R, Morphy MA. Six-year outcome for cognitive behavioral treatment of residual symptoms in major depression. Am J Psychiatry. 1998 Oct;155(10):1443-5.
10. Fava GA, Ruini C, Rafanelli C, Finos L, Conti S, Grandi S. Six-year outcome of cognitive behavior therapy for prevention of recurrent depression. Am J Psychiatry. 2004 Oct;161(10):1872-6.
11. Keller M, McCullough JP, Klein DN, Arnow B, Dunner DL, Gelenberg AJ, et al. A comparison of nefazodone, the cognitive-behavioral analysis system of psychotherapy, and their combination for the treatment of chronic depression. N Engl J Med. 2000 May 18;342(20):1462-70. Erratum in: N Engl J Med 2001 Jul 19;345(3):232.
12. Elkin I, Shea MT, Watkins JT, Imber SD, Sotsky SM, Collins JF, et al. National Institute of Mental Health Treatment of Depression Collaborative Research Program: general effectiveness of treatments. Arch Gen Psychiatry. 1989;46:971-82.
13. Elkin I, Gibbons R, Shea MT, Sotsky SM, Watkins JT. Initial severity and differential treatment outcome in the National Institute of Mental Health Treatment of Depression Collaborative Research Program. J Consult Clin Psychol. 1995;63:841-7.
14. Frank E, Kupfer DJ, Perel JM, Cornes C, Jarret DB, Mallinger AG, et al. Three year outcome for maintenance therapies in recurrent depression. Arch Gen Psychiatry. 1990;47:1093-9.
15. Frank E, Kupfer DJ, Wagner EF, McEachran AB, Cornes C. Efficacy of interpersonal psychotherapy as a maintenance treatment of recurrent depression: contributing factors. Arch Gen Psychiatry. 1991;48:1053-9.
16. Reynolds CF, Frank E, Perel JM. Nortryptiline and interpersonal psychotherapy as maintenance therapies for recurrent major depression: a randomised controlled trial in patients older than fifty-nine years. JAMA. 1999;281:39-45.
17. Browne G, Steiner M, Roberts J. Sertraline and/or interpersonal psychotherapy for patients with dysthymic disorder in primary care: 6 month comparison with longitudinal 2 year follow up of effectiveness and costs. J Affect Disord. 2002;68:317-30.
18. Feijo de Mello M, Myczowisk LM, Menezes PR. A randomizedcontrolled trial comparing moclobemide and moclobemide plus interpersonal psychotherapy in the treatment of dysthymic disorder. J Psychoter Pract Res. 2001;10:117-23.
19. Hellerstein DJ, Little SA, Samstag LW. Adding group psychotherapy to medication treatment in dysthimia: a randomized prospective pilot study. J Psychother Pract Res. 2001;10:93-103.

20. Van Gent EM. Follow-up study of 3 years group therapy with litium treatment. Encephale. 2000 Mar-Apr;26(2):76-9. Article in French.
21. Colom F, Vieta E, Martinez-Aran A, Reinares M, Goikolea JM, Benabarre A, et al. A randomized trial on the efficacy of group psychoeducation in the prophylaxis of recurrences in bipolar patients whose disease is in remission. Arch Gen Psychiatry. 2003 Apr;60(4):402-7.
22. Colom F, Vieta E, Reinares M, Martínez-Arán A, Torrente C, Goikolea JM, et al. Psychoeducation efficacy in bipolar disorders: beyond compliance enhancement. J Clin Psychiatry. 2003 Sep;64(9):1101-5.
23. Colom F, Vieta E, Sanchez-Moreno J, Martínez-Arán A, Torrent C, Reinares M, et al. Psychoeducation in bipolar patients with comorbid personality disorders. Bipolar Disord. 2004 Aug;6(4):294-8.
24. Han DY, Chen SH, Hwang KK, Wei HL. Effects of psychoeducation for depression on help-seeking willingness: biological attribution versus destigmatization. Psychiatry Clin Neurosci. 2006 Dec;60(6):662-8.
25. Brown JS, Elliott SA, Boardman J, Andiappan M, Landau S, Howay E. Can the effects of a 1-day CBT psychoeducational workshop on self-confidence be maintained after 2 years?: a naturalistic study. Depress Anxiety. 2008;25(7):632-40.

LEITURAS RECOMENDADAS

Beck AT. Cognitive theory and the emotional disorders. New York: International Universities; 1976.

Blackburn IM, Eunson KM, Bishop S. A two-year naturalistic follow-up of depressed patients treated with cognitive therapy, pharmacotherapy and a combination of both. J Affect Disord. 1986 Jan-Feb;10(1):67-75.

Colom F, Lam D. Psychoeducation: improving outcomes in bipolar disorder. Eur Psychiatry. 2005 Aug;20(5-6):359-64.

Evans MD, Hollon SD, DeRubeis RJ, Piasecki JM, Grove WM, Garvey MJ, et al. Differential relapse following cognitive therapy and pharmacotherapy for depression. Arch Gen Psychiatry. 1992 Oct;49(10):802-8.

Frank E, Grochocinski VJ, Spanier CA, Buysse DJ, Cherry CR, Houck PR, et al. Interpersonal psychotherapy and antidepressant medication: evaluation of a sequential treatment strategy in women with recurrent major depression. J Clin Psychiatry. 2000 Jan;61(1):51-7.

Glaoguen V, Cottraux J, Cucherart M, Blackburn IM. A meta-analysis of the effects of cognitive therapy in depressed patients. J Affect Disord. 1998 Apr;49(1):59-72.

McLean PD, Hakstian AR. Clinical depression: comparative efficacy of outpatient treatments. J Consult Clin Psychol. 1979 Oct;47(5):818-36.

Pavitt SD. Cognitive therapy: efficacy of current applications. Psychiatr Ann. 1996; 22:474-8.

Rush AJ, Beck AT, Kovacs M, Hollon SD. Comparative efficacy of cognitive and pharmacotherapy in the treatment of depressed outpatients. Cog Ther Res. 1977;1:17-37.

Rush AJ, Hollon D. Depression. In: Beitman BD, Klerman GL, editors. Integrating pharmacotherapy and psychotherapy. Washington (DC): American Psychiatric; 1991.

Schestatsky S, Fleck M. Psicoterapia das Depressões. Rev Bras Psiquiatr. 1999;21(supl.1):41-7.

Shea TM, Elkin I, Imber SD, Sotsky SM, Watkins JT, Collins JF, et al. Course of depressive symptoms over follow-up: findings from the National Institute of Mental Health Treatment of Depression Collaborative Research Program. Arch Gen Psychiatry. 1992 Oct;49(10):782-7.

Zeiss AM, Lewisohn PM, Muñoz RR. Nonspecific improvement in depression using interpersonal skills training, pleasant activity schedules, or cognitive training. J Consult Clin Psychol. 1979 Jun;47(30):427-39.